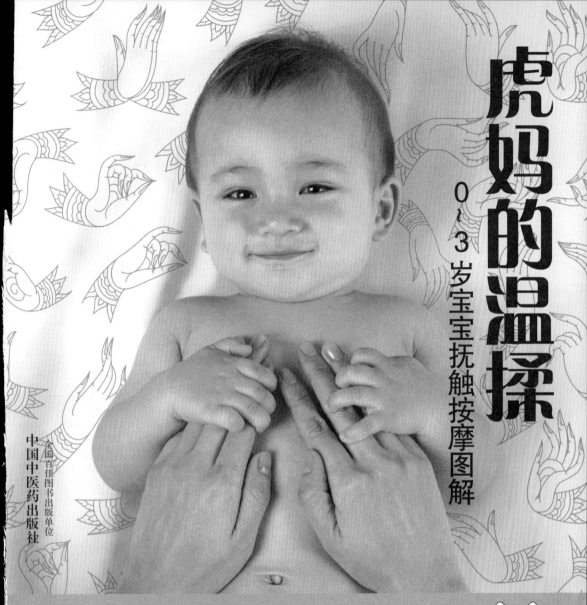

虎妈的温揉

0~3 岁宝宝抚触按摩图解

全国百佳图书出版单位
中国中医药出版社

每天5分钟，揉出健康聪明的宝宝
结合中国海派小儿推拿和西方婴儿抚触的优势
首创2-8-2宝宝推拿黄金原则
附12首中英文儿歌，边推拿边开发宝宝听觉与思维
扫码看操作视频，更简单，更易学，更实用

一指禅朱氏推拿传承人朱鼎成力荐——《虎妈的温揉》
是宝宝保健和促进亲子关系的良方妙药！

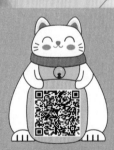

扫码加入读者圈
与作者深入交流
打包下载操作视频

李少蕙 编著

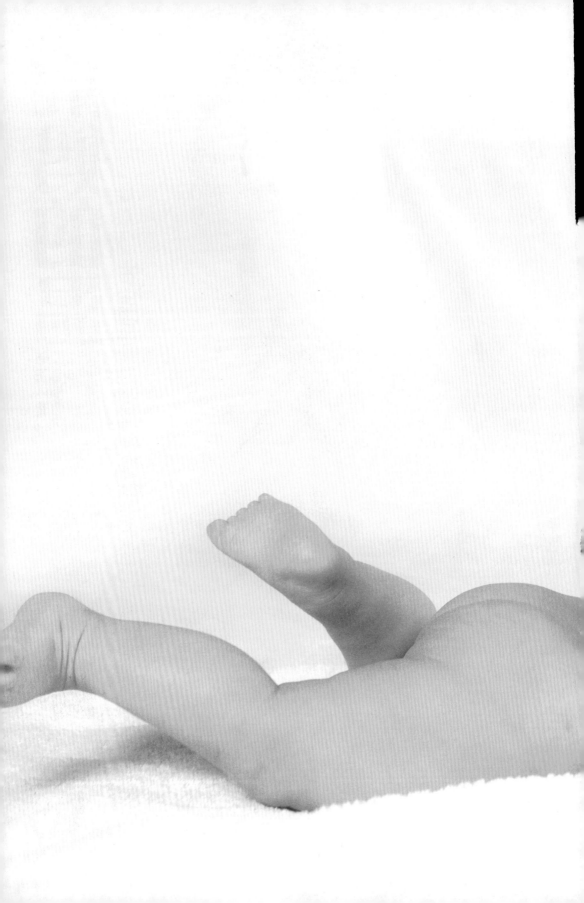

虎妈的温揉

李少蕙 编著

中国中医药出版社

·北京·

图书在版编目（CIP）数据

虎妈的温揉 / 李少蕙编著 . — 北京 : 中国中医药出版社，2018.5
ISBN 978-7-5132-4813-6

Ⅰ . ①虎… Ⅱ . ①李… Ⅲ . ①小儿疾病—推拿 Ⅳ . ① R244.15

中国版本图书馆 CIP 数据核字 (2018) 第 046500 号

中国中医药出版社出版

北京市朝阳区北三环东路 28 号易亨大厦 16 层
邮政编码　100013
传真　010-64405750
廊坊市三友印务装订有限公司印刷
各地新华书店经销

开本 710×1000　1/16　印张 7.25　字数 142 千字
2018 年 5 月第 1 版　2018 年 5 月第 1 次印刷
书号　ISBN 978 - 7 - 5132 - 4813 - 6

定价　60.00 元
网址　www.cptcm.com

社 长 热 线　010-64405720
购 书 热 线　010-89535836
维 权 打 假　010-64405753

微信服务号　zgzyycbs
微商城网址　https://kdt.im/LIdUGr
官 方 微 博　http://e.weibo.com/cptcm
天猫旗舰店网址　https://zgzyycbs.tmall.com

如有印装质量问题请与本社出版部联系（010-64405510）

推拿古称"按摩"，已有数千年的历史，为中医学的重要组成部分。中医经典《黄帝内经》早有论述，小儿推拿渊源深厚，萌发于隋唐，明清时期兴盛发展，普及于民国时期，中华人民共和国成立后又得到了新的发展，为中医推拿的奇葩。家父朱春霆先生为现代中医推拿学科的创始人，对小儿推拿颇有建树。早年毕业于上海中医学院附属推拿学校（家父时任校长）的金义成师兄现为海派小儿推拿的领军者。

李少蕙医师沉迷中医，毕业于北京中医药大学，后赴上海岳阳医院学习并实践海派小儿推拿，为金君的再传学生。

本着将中医文化弘扬推广至全球的信念，她将自己临床积累的心得汇聚成册，写成一本小儿推拿书，中英文两版在国内外发行，把这一渗透着中医智慧与理论的天然疗法传播开去。

她独特的AcuTouch爱可揉™宝宝推拿手法，融合了传统海派小儿推拿和西方婴儿抚触的优势，中西结合，刚柔相济，是促进宝宝保健、调养肌体、加强亲子关系、健康育儿的良方妙药。

余致力于中医推拿临床与研究近40年，以朱氏一指禅推拿手法调和营卫，扶正攻邪，适应证广泛。余深感小儿推拿一术，不但能治疗小儿多种疾患，而且在提升儿童身心素养方面也大有所为。期望小儿推拿在构建国家大健康的工程中，发挥不可或缺的作用。

是以书继英文版后又有中文版面世，为我国小儿推拿的国际化增添了一抹中西合璧的亮色。

值此付梓在即，爰乐而为之序。

国家级非物质文化遗产"朱氏一指禅推拿疗法"代表性传承人
复旦大学中西医结合研究院针灸推拿骨伤临床研究所所长
复旦大学附属华东医院推拿科主任

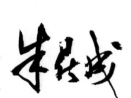

2017年11月15日

在1999年那一年，当时我还是香港一家国际广告集团的创意总监。某一天，我突然收到美国纽约一间广告营销公司的越洋聘请，这让我觉得很兴奋，一方面是因为能够在曼哈顿这样的国际大都会工作；另一方面，我感觉这绝对是培养儿子的好机会。我幻想着4岁的儿子平日接受美国的教育，周末去中国学校学中文和国学，中西结合，鹤立鸡群，光大门楣，甚至为国争光！简直太美好了！我和老公带着儿子梁正，浩浩荡荡，千里迢迢，义无反顾地穿越大西洋去了美国。

但现实与梦想毕竟总是有那么一点点的差距。到了美国之后，我的工作十分忙碌，老公也因为报读了硕士学位课程而早出晚归。我俩每天早上7点便把梁正带到幼儿中心，那里下午关门后，梁正会跟一位拉丁裔的同学回家，直到我们晚上7点再把他接回家。虽然他经常抱怨说同学家的辣肠拌通心粉很难吃，要捂着鼻子才能勉强吞下，但我还是觉得这安排是利大于弊。在这样的多元文化环境中，他会磨炼出更强的适应力，而且可以免费学一些西班牙语，小小困难等于磨炼，我们坚持吧！

好景不长，没多久梁正的消化系统便出了毛病，经常说肚子疼，而且一吃东西就拉稀，体重也掉了好几斤。我们带他去看医生，做了无数检查，竟然是一切正常。医生诊断是肠易激综合征，诱因可能是压力过大或水土不服，而最令人沮丧的是，这病还没有有效的治疗方法。

于是我们开始让他服用益生菌，尝试吃无麸质饮食，喝蒸馏水（美国一般人都是打开水龙头直接喝自来水的）。为了减压，周末的中国学校也不再去了，可是情况一点都没有改善。情急之中，我想起了我的母亲，我想起小时候肚子不舒服，妈妈总是帮我按摩肚子的。我马上打长途电话给妈妈（那时还没有视频通话），她教了我一些简单的手法，让我每天都帮梁正做，一个月下来，我发现这小子开始饭后不喊肚子疼了，大便也成形了，体重也上去了，精神也变好了，再也不用请假翘课了。真的太神奇了！本来以为没法治的毛病，却只靠我的双手就给治好了。

自此我便经常为梁正推拿，他的免疫力增强很多，健康成长，成了跆拳道黑带和八级吉他手，说得一口流利的粤语、普通话、英语和西班牙语。后来更同时获得伦敦帝国理工学院和美国密歇根大学安娜堡分校等多家英美名校录取。我不得不承认，孩子成长的过程中，呵护孩子的健康，小儿推拿的确帮了我这个虎妈一个大忙。

我来自香港，自小就喜欢跟着妈妈学煲汤药膳，仿佛天生便对中医药有一份深厚的情缘。自从体会了小儿推拿的神奇疗效后，更加激发了我对中医的浓厚兴趣，所以我便一往无前地重返校园，报读了北京中医药大学，前后花了六年的时间系统学习中医理论，并在北京中医医院和上海岳阳医院等全国知名的三甲医院学习小儿推拿的临床应用。期间得到李志刚教授、金义成教授和陈志伟老师的指导，更让我获益匪浅。

我目前在上海岳阳医院小儿推拿科进修，并在一家国际中医机构应诊，为来自世界各地的中外患者提供针、药、推拿、食疗等天然疗法。每次我看到有小朋友来应诊，我都会教他们的妈妈一些小儿推拿和抚触的技巧。因为在孩子小小的躯体内，其实潜藏了无穷的能量，我们只需要发动里面的小引擎，让气血流通，使阳气运行并畅达全身经络，无需过度服用不必要的药物，便能提高免疫力和抵抗力。小儿推拿简单易行又有效，所以深得很多妈妈们的喜爱，很多宝妈还在宝宝未出生时便已开始学习哩！

小儿推拿和抚触可以治疗很多小儿常见病，如胀气、呕吐、腹泻、反复呼吸道感染、感冒、咳嗽、中耳炎、腺样体肥大，甚至某些疑难病症，如先天肌性斜颈、脑发育不良、自闭症、多发性抽动症（抽动–秽语综合征）和多动症等。很多宝妈们最早可能是带孩子来治某一疾病的，用了小儿推拿的手法后发现宝宝吃得更好、睡得更香了，就都经常叫我再多教他们一些手法，想回家后自己为宝宝推拿。所以，我把临床所得编成简单易学、实用有效的手册，内容以宝宝保健和居家调理为主，每套手法组合都配上中英文儿歌，不仅能促进宝宝的听觉、语言与大脑发育，更可增进亲子关系。

虎妈们都希望自己的孩子能赢在起跑线上，我认为小儿推拿和抚触就是起跑线上的助跑器。孩子有了好的体魄，才能迎接未来的各种挑战。现在，请各位跟随我一起学习《虎妈的温揉》吧！

李少蕙
2017年11月中旬

我在上海岳阳医院进修时，曾经接触到数以百计的小孩，他们的爸爸妈妈节节奶奶外公外婆，一大清早不辞劳苦、长途跋涉地便抱着宝宝来到医院排队挂号。有的是因孩子生病来寻求治疗的，有的是想为孩子做保健增强抵抗力的。看到家长们对孩子的关爱，滋润如仲春繁露，热烈如炎夏里的三伏天，舒爽如秋后凉风，温暖如冬日和煦的阳光，一年四季紧紧地呵护着这些小幼苗。他们都想给宝宝们最好的治疗，很多家长也已有"能不用药就不用药"的意识，十分信任小儿推拿、针灸、拔罐和艾灸等天然疗法。所以，我在为孩子们治疗的同时，经常会教家长们一些容易操作的手法，让他们在家里也可以轻轻松松地为孩子做推拿，提高宝宝的免疫力和思维能力，为塑造健康的体魄和聪明的大脑打好基础，为赢在起跑线上做好准备。

本书从婴儿抚触与小儿推拿的历史、理论依据、优点等异同点开始，让妈妈们对这些天然疗法有更多的认识，再以深入浅出的方法，介绍我验于临床、特别针对0～3岁宝宝的成长需要而设计的爱可揉™宝宝推拿，帮助宝宝平衡阴阳、调和脏腑、疏通经络、扶正祛邪。该手法结合中国海派小儿推拿和西方婴儿抚触的优势，既可作为日常保健，也可在宝宝出现小毛病时派上用场。除了阐明理论外，重点介绍10个基本的推拿手法组合，每个组合只需5分钟便能完成，简单易学。假如有多一些的空余时间，还可以多做几个组合，自由配搭，灵活有弹性。本书首创"随处揉"概念，随时随地可以使用，让忙碌的爸爸妈妈们能为宝宝的健康尽一份力，既轻松自如，又有效而有趣。

虽然本书以3岁以下婴幼儿为对象，但组合也基本适用于年龄更大的孩子，我甚至曾经以爱可揉™宝宝推拿结合针药，为患有自身免疫性疾病的19岁外籍女孩治病，有效减轻了她服用类固醇后产生的头痛、头晕、乏力、腹胀、便秘、低热等症状。她妈妈为了配合治疗，也学会了每天早上为她女儿捏脊。所以，如果你想为年龄更大的孩子使用爱可揉™宝宝推拿，也是十分合适的，只不过为了达到更佳效果，我建议家长适当增加推拿的强度和时间。

前言

本书的重点为第三章第六节列举的各个组合，每个组合都可以扫码看视频操作，而且每个组合后都附上了一首我自编自唱的推拿儿歌，让您可以一边进行爱可揉™宝宝推拿，一边与孩子一起唱歌，不仅让过程更为有趣，更可刺激孩子大脑的听觉和语言发育，一举两得。

我在书中提到小儿推拿对很多儿科疾病，如肌性斜颈、脑瘫、疳积、哮喘、多发性抽动症等，皆能发挥显著的疗效。家长们如果有兴趣学习更多针对孩子特殊需要的推拿组合，可参加专业推拿医生举办的推拿培训班，在互动中学习更多推拿疗法，精益求精。

为了简单起见，书内称谓都以妈妈为主，但这书是很适合爸爸、亲友或育儿工作者使用的。学习爱可揉™宝宝推拿，甚至可以是准爸爸妈妈送给未来宝宝的最佳礼物。你准备好了吗？

李少蕙

2017年11月

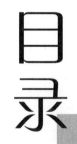

目录

什么是小儿推拿

小儿推拿以治未病为核心，强调治疗与预防并重，尤其适用于初生婴儿至3岁左右的幼儿。事实上，小儿推拿手法可追溯至明朝时期，是一种以阴阳五行、脏腑经络等学说为指导理论的天然疗法。虽然很多人会把推拿与按摩混为一谈，但我认为两者之间还是有一定区别的：按摩一般通过抚触达到养生保健的目的，很多坊间的按摩店都会为客人提供以舒缓疲劳和压力为主的按摩服务；而正规的推拿治疗则必须经由受过高等中医院校教育的中医师来执行，他们对解剖学、病理学、生理学、阴阳理论、经络系统等都了如指掌，所以婴幼儿推拿对很多小儿的常见病、多发病均有较好的疗效。

现在是21世纪，过去半个世纪的临床研究显示，小儿推拿能够治疗148种疾病，缓解多种症状，如发热、感冒、咳嗽、胀气、吐乳、便秘、夜啼、尿床、哮喘、湿疹等[1]，对治疗先天性肌性斜颈[2]和功能性腹泻[3]更有显著疗效。此外，很多中医师更把小儿推拿的适应证，扩展到注意力缺陷多动症（ADHD）[4]和多发性抽动症（TS）[5]等精神和神经疾病上，效果令人满意。

小儿推拿不仅是很多中医推拿大夫推崇的治疗手段，更是居家调理和保健养生的常用手法。家长可以自己为宝宝推拿，以维持阴阳五行、脏腑气血的平衡，也就是现代医学所说的增强免疫力。它兼备安全有效和简易方便的优点，故此能够经得起时间考验，并广受欢迎。

第一章

参考文献

[1] 王艳国，刘凯，全薛蓉，等.小儿推拿疾病谱研究.辽宁中医药大学学报，2013，15（8）：60～62.

[2] 崔广财.推拿治疗小儿先天性肌性斜颈300例临床观察.中国冶金工业医学杂志，2012，29（6）：701～702.

[3] 刘世玲.三字经派小儿推拿治疗婴幼儿腹泻临床观察.中国实用医药，2015，10（9）：273～274.

[4] 卓越.推拿及耳穴贴敷治疗小儿多动症临床研究.吉林中医药，2006，26（7）：41，50.

[5] 李宗起.推拿联合耳穴疗法治疗小儿多发性抽动症30例疗效观察.中医儿科杂志，2011，7（5）：43～45.

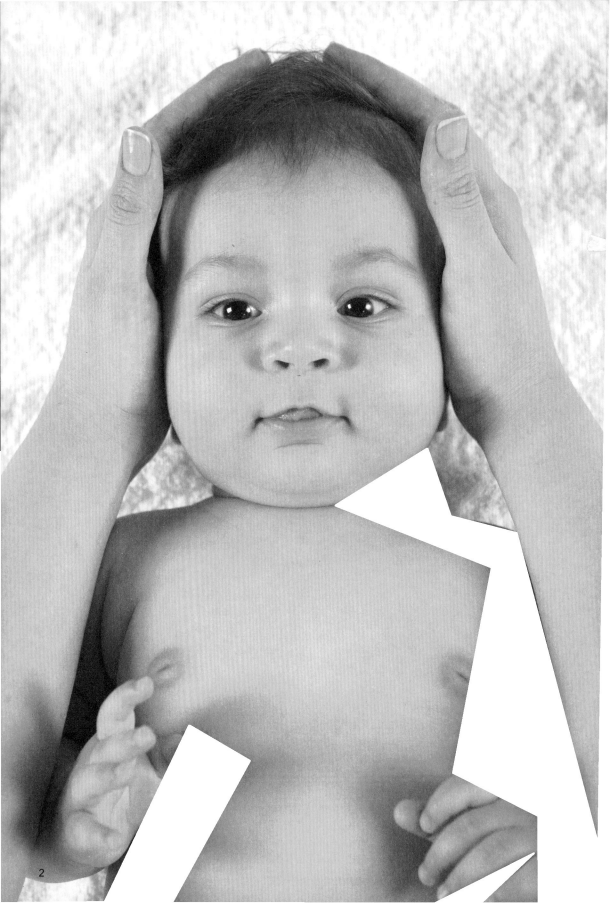

第一节　小儿推拿的作用原理

你的宝贝有着小天使般的面容，粉嫩的脸颊、闪亮的眼睛，她牙牙学语的样子天真无邪，她的笑声就像美妙的交响曲，你感受到她均匀平缓的心跳和呼吸，你触摸到她如丝般柔滑的皮肤，这就是一个健康宝宝应有的状态，也是中医理论所说的气血充盈，经络畅通。小儿推拿，就是以经络学说为指导，利用手法疏通经络，行气活血，以达到阴阳平衡，使脏腑、组织甚至每一个细胞都能得到濡养。

首先，我在这里用一点篇幅，简单介绍一些中医基础理论，让妈妈们更容易理解小儿推拿的作用机制。

　调整阴阳

阴阳学说是我国古代哲学理论，古人经过多年对宇宙万物的观察而总结出来的一种规律。相信你一定看到过下图这个代表阴阳的图像，黑与白分别代表阴和阳，两者既相反又相成，相互融洽地共生在那个圆圈里，在他们的小宇宙中无休止地运行。而在那两个黑白蝌蚪中又各自有一点相反颜色的圆点，代表了阴中有阳，阳中有阴。太极图看似简单，当中可有着极其深的学问。阴阳学说提出世界万物，无论有形无形，皆由阴阳之气交感而成。每一事物都有阴阳正反两面，两者相互对立又密切关联，而且互根互生，你中有我，我中有你，谁也不可以没有谁，构成了一种和谐状态。

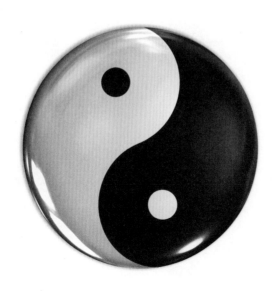

举例来说，白天为阳黑夜为阴，男为阳女为阴，潮涨为阳潮退为阴，火为阳水为阴，热为阳寒为阴，动为阳静为阴，夏为阳冬为阴。所有活跃、上升、光明的为阳；静止、下降、黑暗的为阴，你可以无限地把例子列举下去。阴阳两者虽是对立，但却又相互依赖，相互滋生，没有日就无所谓的夜，没有夏就无所谓的冬，没有男就无所谓的女了。实际上，假如世界上只有一种性别的话，人类也就无法繁衍，所以阴阳必须共存，相互为用，互根互生，形成一个整体，才能生生不息。

另外，阴阳当中又各自可再分阴阳：白天的早上至中午是阳中之阳，下午便是阳中之阴了；而且阴阳又能相互转化，如春夏阳气渐盛，气候温热，之后阳气慢慢消减，阴气逐渐增加，步入秋冬寒冷季节，此消彼长，形成一种动态平衡。

与自然界所有事物一样，人体也由阴阳之气交感而成。宋代享有盛名的小儿医钱乙总结了他多年的儿科临床经验，提出了"小儿纯阳，无烦益火"的见解[1]，认为小儿体禀"纯阳"，所以小儿在生长过程中表现为生机蓬勃，发育迅速；而小儿发病"热多冷少"。虽然"纯阳"并不是"有阳无阴"或"阳亢阴亏"，但因为阳气偏旺才能推动生长发育，故发病后易化热化火。中医学的终极目标，就是透过各种治疗手段，包括推拿按摩在内，阳病治阴，阴病治阳，调整阴阳。例如发热、热咳、便秘等热病可以采用清天河水、退六腑、揉二马等益阴的手法；而久泻、遗尿、畏寒等阴病便可取外劳宫、三关、督脉等阳部穴位，阴阳配穴，纠正偏颇，以达至体内阴阳平衡。无论是成人还是小儿，这个大原则都是不变的。

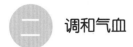

二 调和气血

　　气是推动和维持人体生命活动的强大能量，通过气机的升降出入，既可以推动精微物质濡养脏腑，也能够排出体内代谢废物，时刻推动和激发脏腑、经络等组织器官的功能活动，这一切均有赖于气在体内通畅无阻的运行。

　　本质上人体只有一种气，却有两种主要来源，一是藏于肾的先天精气，禀受于父母的生殖之精，是胚胎发育的原始物质，亦即现代医学所说的遗传基因。这先天精气即"禀赋"基础，决定了我们的体质与偏性；另一种是源自后天摄取的水谷精气和自然界清气，通过肾、脾胃和肺等脏腑生理活动作用而成。举个简单的例子，先天之气是父母给的财产，后天之气是你自己赚的工资，两者都是你资产，如果老爸老妈留下丰厚财富（旺盛的先天精气），再加上你努力工作赚得理想收入（充盈的后天精气），那你便可以过上舒适（健康）的生活了。

　　气具有广泛的生理功能，按来源与功能特点，我们可以概括为以下四种：

　　1.元气：推动人体的生长发育与生殖，是生命的原动力。就像一棵大树有了牢固的根基，枝叶新芽才能茁壮成长一样，元气充沛的人多数都头发浓密、肤色红润、耳聪目明，生理机能完善。

　　2.宗气：推动气血运行，宗气上走息道，主理呼吸；贯注于心脉，宗气盛则心脏搏动正常。宗气旺盛的人，大多语言清晰、声音洪亮、呼吸均匀、脉搏徐缓、节律整齐。

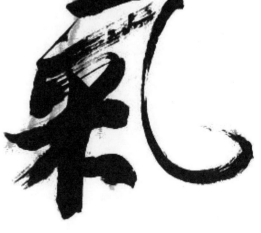

3.营气：由脾胃运化的水谷精微中最具营养的部分化生而来，沿着血脉，输布至全身的皮肤、肌肉、筋骨及内脏组织内，所以营气虚弱的人一般比较瘦弱，且无精打采。

4.卫气：功用主要有三方面，一是调节腠理开合，控制汗液排泄，调节体温；二是温养脏腑、肌肉、皮毛；三是护卫肌表，防御外邪入侵，就像一个隐形的防卫盾罩在体表。

气是维持人体生命活动的最基本物质，其多种重要的生理功能，都在时刻推动和激发着人体的各种生理活动。若体内之气充沛，和谐协调、通畅无阻，人就健康无病；而当气不足或不畅时，则不通则痛，甚至还会影响脏腑功能、生长发育、营养状况以及免疫功能等，导致身体出现各种疾病。

气为血之帅，气能生血，能行血，以推拿以手法刺激经络穴位，能调节脏腑气血，补虚泻实，让气血通畅，使筋、肉、脉、骨和皮毛以及脏腑组织器官均得到濡养，强健身体。

三　疏通经络

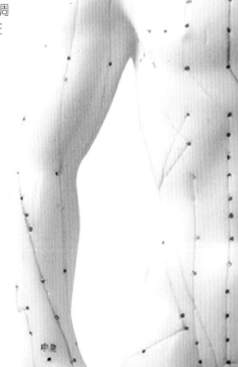

经络系统学说是推拿作为诊治手段的重要指导理论，经络是运行全身气血、沟通人体上下内外、感应传导信息的通路。脏腑藏于体内，通过经络系统相互联系，所以循经络不单可以调脏腑，更可从经络在体表的表现，推断出脏腑的实际情况，为诊断提供线索。古人没有如X射线和核磁共振等影像学检查的设备，依靠的是通过数千年观察总结出来的宝贵经验，虽然朴素，却验之有效。人体中的经络系统纵横交错，与各个系统有着千丝万缕的联系，其中推拿常用到的主要是十四经脉，即十二经络和任督二脉（图1）。

十二经脉内属于相应的脏腑，包括肝、心、心包、脾、肺、肾、胃、小肠、大肠、膀胱、胆和三焦；而任脉在腹、督脉在背，循行于人体的前后正中线，总管一身阴阳。十四经脉把

中庭

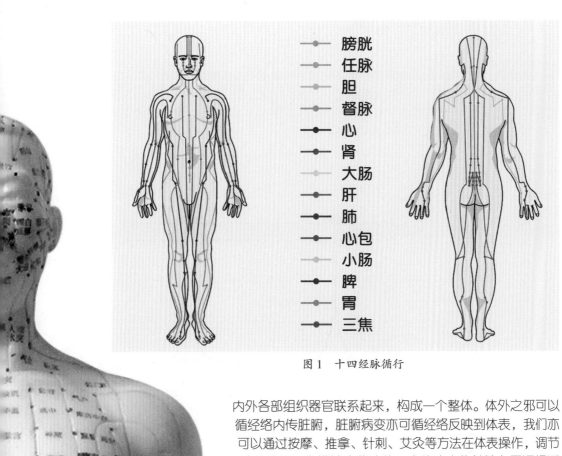

图1 十四经脉循行

内外各部组织器官联系起来，构成一个整体。体外之邪可以循经络内传脏腑，脏腑病变亦可循经络反映到体表，我们亦可以通过按摩、推拿、针刺、艾灸等方法在体表操作，调节脏腑功能，发挥神奇的功效。人体治病的关键在于调经活络，运行气血，濡养脏腑组织。如果经络不通，便会百病丛生了。

经络有别于血管和神经，看不见摸不着，所以很多人会搞不清楚它究竟是什么。简单来说，经络就是一个分布在人体内，使气血运行的无形的网络。就好比你的身体是一个农场，通过管道运输水和养分灌溉农作物，让各种花草瓜果得以茁壮成长。而经络就是人体内的管道，运送气血、津液、养分去濡养你的五脏六腑、四肢百骸、五官九窍、皮肉筋脉。假如管子堵住了，农作物就会枯萎；假如脉络不通畅了，人体就会出现各种疾病。而推拿就是通过手法治疗，让气血按着正常的轨道循行，使阴阳平衡，维持我们的身体健康。

四 腧穴的神奇作用

　　腧穴是人体脏腑经络之气输注于体表部位的刺激点、反应点，它们并非只是独立于皮肤上的穴位，而是归于经络，经络又属于脏腑，所以腧穴与脏腑脉气相通。只要在这些特定的部位施行针灸推拿等手法，就能引经气沿经络走行，通往体内相应的脏腑做出调整，治疗疾病（图2）。

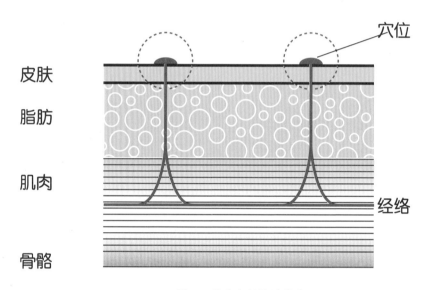

图 2　腧穴与经络的关系

　　经过数千年的临床实践，古代医家发现腧穴是气血输注于体表的部位，而因为腧穴-经络-脏腑的联系，使我们可以通过刺激腧穴来通其经脉，调其气血，使阴阳归于平衡，脏腑趋于调和。就像之前那个例子，如果我们的身体是农场，经络是运输养分的管道，那么腧穴就像带有开关的洒水器，我们可以透过在穴位上操作，控制气血的流向，达到防治疾病的目的。

　　小儿推拿就是以我们的双手作为工具，直接在宝宝体表特定部位行相应手法，整体调节气血阴阳。小儿推拿不仅能促进宝宝的生长发育，更可提升其防御外邪的能力，启动小小身躯里的自愈机制。无需过度依赖药物，也不用担心会有药物的副作用。小儿身体和经络系统都在发育当中，所以常用的小儿穴位和成人也有所不同（图3），但作用机制和原理都是一致的。

　　如果从西方医学的角度去看小儿推拿，就是推拿手法能够刺激体内重要的内分泌腺器官分泌不同的荷尔蒙，促进了身体各个系统的功能和发育。美国一位小儿推拿师莲达·罗森曾经这样表述："当我们触摸到宝宝的皮肤时，他皮肤上的接收器就会通过中枢神经系统向大脑传递信息，然后大脑便会发出相应指令，让脑垂体、肾上腺和淋巴系统等分泌及释放各种荷尔蒙，让宝宝产生愉悦的心情，可以缓解压力、增强记忆力、提升免疫功能[2]。"

无论你是比较接受中医和西医的哪一套理论，不可否认的是，小儿推拿积累了数千年、在无数孩子身上得到的临床实践经验，是去芜存菁后的宝贵经验总结。使用的工具是施术者的一双手，当中传递着温暖和关爱，推动着气和血的流通，是一种安全、有效、简单、经济的天然疗法。我衷心希望更多父母可以相信小儿推拿的力量，尽早开始为宝宝推一推、揉一揉，把抵抗力推上去。

参考文献

［1］徐荣谦.中医儿科学［M］.北京：中国中医药出版社，2013.

［2］Linda Larson. Tuina Baby Massage: Acupressure and Colic Relief. Fae Entertainment & Flights of Fantasy, 2016.

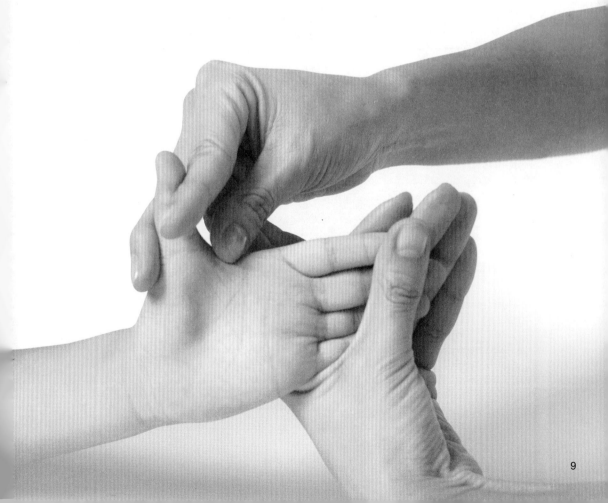

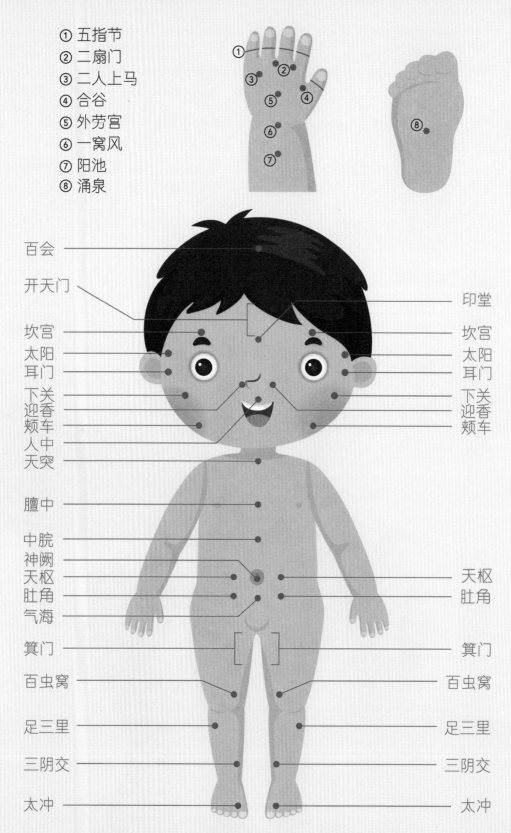

① 五指节
② 二扇门
③ 二人上马
④ 合谷
⑤ 外劳宫
⑥ 一窝风
⑦ 阳池
⑧ 涌泉

百会

开天门

坎宫
太阳
耳门

下关
迎香
颊车
人中
天突

膻中

中脘
神阙
天枢
肚角
气海

箕门

百虫窝

足三里

三阴交

太冲

印堂

坎宫
太阳
耳门

下关
迎香
颊车

天枢
肚角

箕门

百虫窝

足三里

三阴交

太冲

图3　小儿推拿常用穴位图（正面）

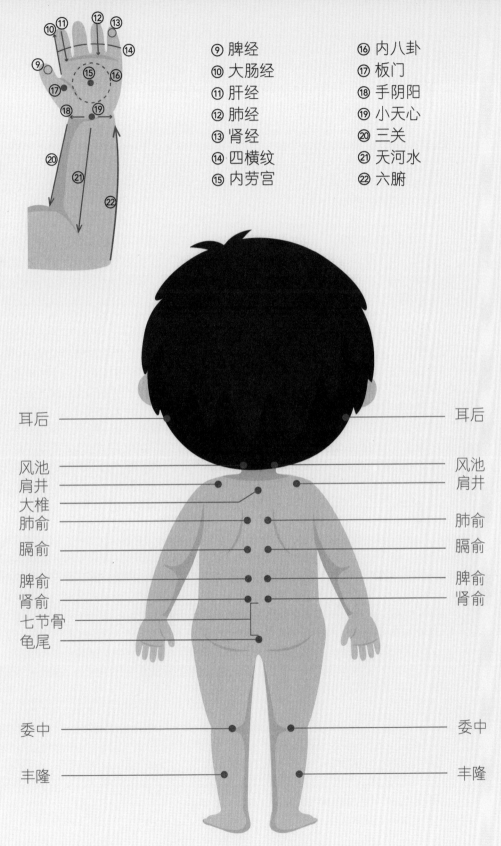

⑨ 脾经　　　　⑯ 内八卦
⑩ 大肠经　　　⑰ 板门
⑪ 肝经　　　　⑱ 手阴阳
⑫ 肺经　　　　⑲ 小天心
⑬ 肾经　　　　⑳ 三关
⑭ 四横纹　　　㉑ 天河水
⑮ 内劳宫　　　㉒ 六腑

耳后　　　　　　　　　　　　　　　　耳后
风池　　　　　　　　　　　　　　　　风池
肩井　　　　　　　　　　　　　　　　肩井
大椎
肺俞　　　　　　　　　　　　　　　　肺俞
膈俞　　　　　　　　　　　　　　　　膈俞
脾俞　　　　　　　　　　　　　　　　脾俞
肾俞　　　　　　　　　　　　　　　　肾俞
七节骨
龟尾
委中　　　　　　　　　　　　　　　　委中
丰隆　　　　　　　　　　　　　　　　丰隆

图3　小儿推拿常用穴位图（背面）

第二节　小儿推拿和婴儿抚触的异同

近数十年来，婴儿抚触在西方国家十分盛行，父母透过舒适的按摩手法，来与他们的宝宝建立一段亲密的亲子关系。相比之下，小儿推拿在中国的医疗机构内，主要是作为治疗小儿常见病的一种辅助治疗手段，而中国的父母也开始学习一些小儿推拿的技巧，以便作为宝宝家居日常保健调养之用。究竟两者有什么异同之处？是否只是异名同实？

可以肯定的是，小儿推拿和婴儿抚触都属于抚触疗法，都是以双手作为施术的工具，以触摸作为沟通的语言，两者的目的都是为了向宝宝传递关爱和促进健康。可是，除了这些相同之处，小儿推拿和婴儿抚触在历史源流、核心精髓和操作手法上，都有一定的区别。

小儿推拿拥有悠久的历史，在湖南长沙马王堆汉墓出土的约两千五百多年前的医学著作《五十二病方》中，就有用小儿推拿膏摩法和刮痧治疗小儿惊风的记载。之后小儿推拿在各个朝代都有不同程度的发展，在手法和主治范围上不断扩充。到了明代末期更有长足进步，刊行于公元1601年，在杨继洲所著的《针灸大成》中，便独立收录了一卷小儿按摩经，当中收集了40多个小儿推拿特定穴位，收录了数十种单式及复式手法，并绘制了小儿推拿穴位图谱，解释了补泻的操作理论和技巧，丰富了初生小儿调护的内容，多角度的强化了小儿推拿的系统。今天，小儿推拿在国家政策的推动下，在脾胃、肺系、肝风和肌性斜颈等方面的研究更得到大力支持，很多中医医院和社区卫生服务中心都有开展小儿推拿业务，而且家长们也乐意参加各种小儿推拿的学习班，然后自己在家中为宝宝推拿。

至于婴儿抚触的历史，有记载说是源自印度传统的阿育吠陀医学，通过婴儿抚触，母子彼此可以慢慢地相互适应，宝宝也可以逐渐适应离开了妈妈温暖的子宫后的新环境。近年因为婴儿抚触在西方国家十分流行，被认为是促进亲子关系的最佳手段，所以进而得到了不断的改良，手法融合了近代的瑞典式按摩。现在流行的婴儿抚触，一般是透过坚定而温和的摩擦和按压，加上妈妈美妙的话语音或歌声，温柔的眼神接触，创造出一段双方都十分享受的抚触时光，既能缓解宝宝的压力，又能放松妈妈的心情。而且有越来越多的神经学家做了与婴儿抚触相关的研究，发现抚触对小宝宝的健康有正面的影响，所以也渐渐发展为一种婴幼儿常用的保健方法，甚至用于防治疾病。

毕竟小儿推拿有着悠久的历史，核心精髓是中医经络学说，一开始更是以防治疾病为主，与以亲子互动为目的的婴儿抚触大相径庭。推拿手法一般按主治选定某相应经络上的特定穴位，一般操作频率较快，时间较长，以期达到防治疾病的目的；婴儿抚触采用的部位却较为广泛，操作频率较为轻柔缓慢，以求令宝宝感觉舒适轻松，得到平和温柔的抚慰。

近代中国学者在研究小儿推拿的临床效用方面，取得了令人振奋鼓舞的成果，尤其是在早产儿的生长发育、呼吸系统疾病、新生儿黄疸、过敏性哮喘和厌食症等方面，都发现有正相关的治疗作用。研究比较按摩组与按摩加推拿组，在治疗一段指定时间后，小儿症状的改善情况，发现按摩加推拿比单纯按摩的效果更为显著[1]。

既然小儿推拿和婴儿抚触各擅胜场，而且两者相合效果更佳，那何不将两者的优点和最为见效的手法合二为一呢？所以我参考各地医疗学术机构的研究结果，再结合自己的临床经验，推出了AcuTouch爱可揉™宝宝推拿，为妈妈们提供两全其美的方案。

参考文献

［1］王晓鸣.小儿推拿在儿童保健中的应用研究.中医儿科杂志，2012，8（3）：50～53.

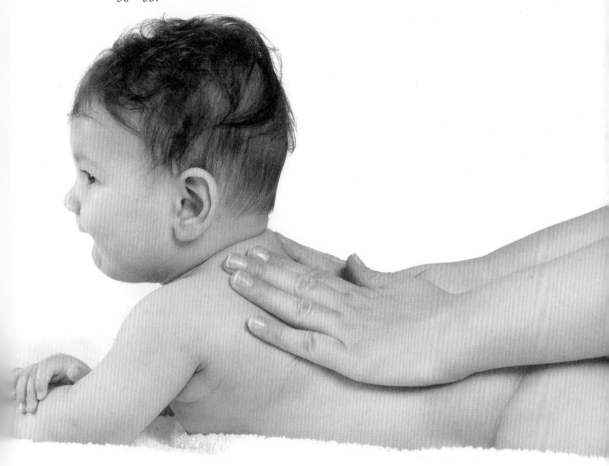

什么是AcuTouch爱可揉™宝宝推拿

我是一个妈妈，我和你一样只想把最好的给自己的宝宝；我也是一位医生，我要求自己把最有效的防治方案提供给患者。所以我中西结合，把中国传统海派推拿与西方的婴儿抚触相结合，选取验于临床的有效手法和穴位，推出了AcuTouch爱可揉™宝宝推拿（简称爱可揉）。

别以为只有成年人才有生活的压力，你的小宝宝可能也正在承受着无比的压力。试想一下，本来宝宝在你漆黑宁静的子宫内，时刻被温暖的羊水包围着、抚慰着，一边听着如摇篮曲一样的心跳声，一边在你柔软的子宫里载浮载沉。饿了脐带随时都能给补充营养，累了想睡便睡，多么惬意！可是，这种亲密、舒适、安全的感觉，随着出生时小屁股被"啪"的一下重击，就一下子都消失了。敏感的宝宝迎来了各种各样的环境改变，灯光太亮、温度太冷或太热、声音太吵，宝宝天生的防御系统已经自动开启，刺激肾上腺素上升，紧张的情绪让每个细胞都绷得紧紧的，想要抒发一下时，却只能用哭声来表达情绪。

为了舒缓宝宝紧张的心情，我在设计爱可揉™时，加入了"起手式"（第三章第六节）作为帮宝宝热身的仪式。"起手式"手法轻柔和缓，用你温柔又温暖的抚触，让宝宝绷紧的肌肉得以放松，心跳和血压恢复正常的水平，气血平和，为一段你和他的亲密时光做好准备。正如"气定则神闲，神气舍心，气和心平"所说的一样，这时候推拿便可以事半功倍。

爱可揉™是一种抚触疗法，结合小儿推拿和婴儿抚触的优点，简单易学又灵活方便。妈妈们可以按照宝宝的健康需要，在10个5分钟的手法组合中自由选择配搭。每个组合针对不同的侧重点，教你如何刺激相应穴位，以达到保健或防治疾病的目的。妈妈们也不用怕穴位难记难找，因为我已在数以百计的穴位中，精选出最为常用而又效果显著的穴位作为配方组合，并将在第三章第四节里教你穴位的定位方法。

此外，为了让宝宝和你有更美好的爱可揉推拿时刻，我特别创作和改编了多首中英文儿歌，妈妈可以一边推，一边和宝宝唱着歌，不单让过程更为有趣，更可强化宝宝的听觉，促进宝宝的语言能力和思维发育，一举多得。

第一章

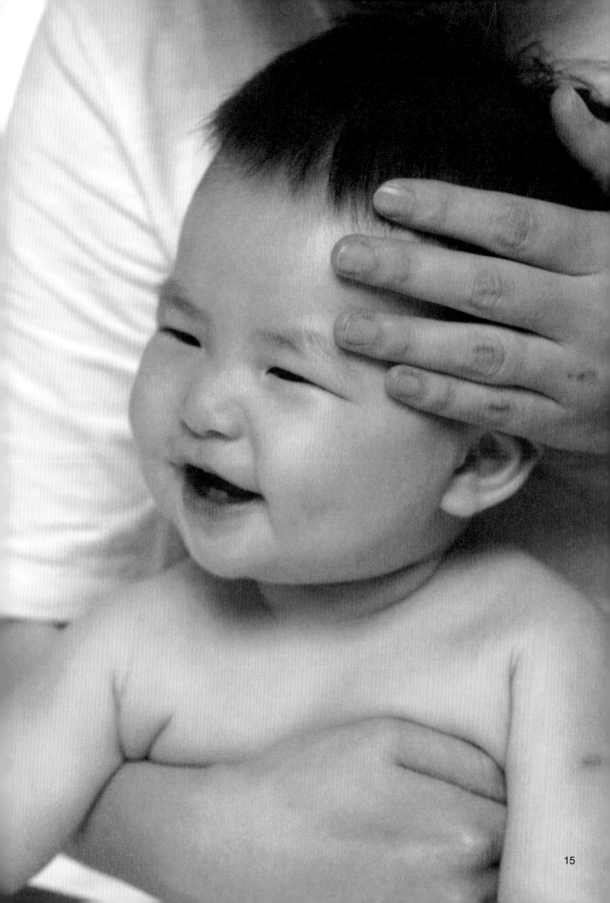

第一节　宝宝推拿的2-8-2黄金原则

近年来，随着现代医学科技的进步，有愈来愈多的疫苗出现，希望能令疾病没有萌牙的机会。这个理念十分正确，就相当于是中医的"上工治未病"。可是一种疫苗大多只能对应某一病菌或病种，而病菌病毒变异能力强大，变异速度很快，疫苗未必能跟得上、对得上，这也是为什么带孩子打了流感疫苗，但孩子还是有可能会患上感冒的原因。

爱可揉也是一种预防概念，只是我们并非针对某一特定病种，而是透过激发宝宝身体的免疫系统和整体的抵抗力，来遏制疾病的发生。不过，如果想要得到最佳的效果，我们必须遵从2-8-2的黄金原则。

②　早上免疫强 + 睡前甜梦儿

第一个2，指的是早上一次、晚上一次的推拿。这两次的推拿十分重要，是建立强大免疫系统的基础。

早上起来，宝宝经过一晚的休息，精力充沛，大自然这个时候也是阳气升发，这时候天人相应，同气相求，把握这个最佳时机，为宝宝做一次推拿，可以提振阳气，帮助宝宝做好准备，应对一天的挑战。

妈妈可能会说，晨起时间紧迫，哪有时间去推拿？其实爱可揉就是为了配合你繁忙的生活方式而设计的，每个推拿组合只需5分钟。而且早上当宝宝正好在床上时，你不需要什么特别准备便可开始推拿；假如宝宝还在睡梦之中，妈妈甚至可用"免疫强"组合（每个组合的详细内容请参考第三章第六节）推拿代替闹钟，推一推揉一揉，让孩子在你的"手护"下慢慢苏醒过来，一举两得。

妈妈都知道，要宝宝长个子，必须睡得好。一位著名儿科医生及研究学者皮特华夫曾观察了很多新生儿的行为，发现温度对宝宝睡眠质量有正面影响，即是温暖的环境和感觉会让孩子睡的特别香[1]。所以，到了晚上，你可以使用爱可揉"甜梦儿"组合作为宝宝入睡前的一个前奏曲，你的体温透过你温柔又温暖的双手，传导到你宝宝的身上，他会感到十分的安全，整个人都能放松下来，这样宝宝容易入睡，睡得也特别踏实，还不容易惊醒，睡醒了会感觉精神奕奕，胃口打开，这样自然不用担心身高体质不达标了。当然，你在推拿的时候也可以唱一首摇篮曲或讲一个小故事，这样陪伴宝宝进入梦乡，对大脑的生长发育都很有好处。

这2个组合是爱可揉的一个核心，最好建立一个常规习惯，每天进行。

⑧ 8个组合任选择

除了早上的"免疫强"和睡前"甜梦儿"两个必做的推拿组合，妈妈还可以按照宝宝的自身情况，来选择和叠加其他推拿组合。比方说，孩子胃口不佳可加上"开胃王"，孩子出牙时加上"牙仙子"。这样的组合有8个，都简单易学，你可以在做完"免疫强"后直接连续做，又或者在其他空闲时间再做，灵活又有弹性。手法熟悉后，你便可以自由配搭更多组合，把爱可揉融合在你和孩子的生活当中。

② 随处揉

最后两个2，是"随处揉"组合，一个是"足底按摩"，一个是"手指舞"。一般推拿都会建议在特定的环境或时间内进行，而"随处揉"却没有任何限制，你和宝宝想什么时候做便什么时候做。拿着孩子小手或小脚，推推、捏捏、揉揉，轻轻松松便可为孩子做保健，让孩子离疾病远远的。爱可揉鼓励的，是把宝宝推拿变成你和宝宝的生活方式，尽量多争取推拿时机，多增加推拿效果。你勤加练习，手法熟练了，便可随时随地应用，完全无难度。而且配合书中的中英文儿歌，推拿就像一种亲子游戏，既能健体，又能开发大脑。

有些妈妈在初期会觉得，自己没有信心能够坚持每天去做。但只要你想一下，如果孩子抵抗力好，不容易生病，又或者被病菌入侵时也容易康复，不用动辄便到医院去输液、打针、吃抗生素，省时、省事、省心、省钱，你就会发现每天这几分钟的投资绝对值得。

2-8-2是爱可揉宝宝推拿奉行的黄金原则，能够把推拿抚触的好处最大化，我强烈建议妈妈们把这个原则牢记于心，坚持每天爱可揉，然后你肯定可以得到丰厚的回报。

爱可揉是一个习惯，妈妈应该把爱可揉组合学习纯熟，然后融合在你和宝宝的生活当中。建立一个习惯需要时间，我的经验是大约两个月便可以把一个新的行为变成自然而然的日常习惯。英国伦敦大学的健康心理学家做过一个研究，发现建立一个新的习惯平均需要66天[2]，与我的想法不谋而合。万事起头难，但一旦你和宝宝都熟悉了爱可揉的组合，你便可以得心应手，感觉完全无难度了。想想爱可揉为宝宝身心健康带来的好处，你所付出的努力和耐心是十分有价值的。

我的孩子没有什么病，也该老做推拿吗？

宝宝推拿为了预防疾病，是日常家居保健的方法。就像你每天早上和睡前刷牙一样，你没有坏牙也应该去刷，做好防御措施，而不是等到牙齿蛀坏了才去刷。所以如果想要让宝宝推拿发挥最佳防治疾病的效果的话，的确应该每天去进行爱可揉，未雨绸缪。

参考文献

［1］ Vimala McClure. Instant Massage: A Handbook for Loving Parents. Bantam Books. 2000. P.61-62.

［2］ James Clear. How Long Does It Actually Take to Form a New Habit? (Backed by Science). Last updated: June 10, 2014 http://www.huffingtonpost.com/james-clear/forming-new-habits_b_5104807.html

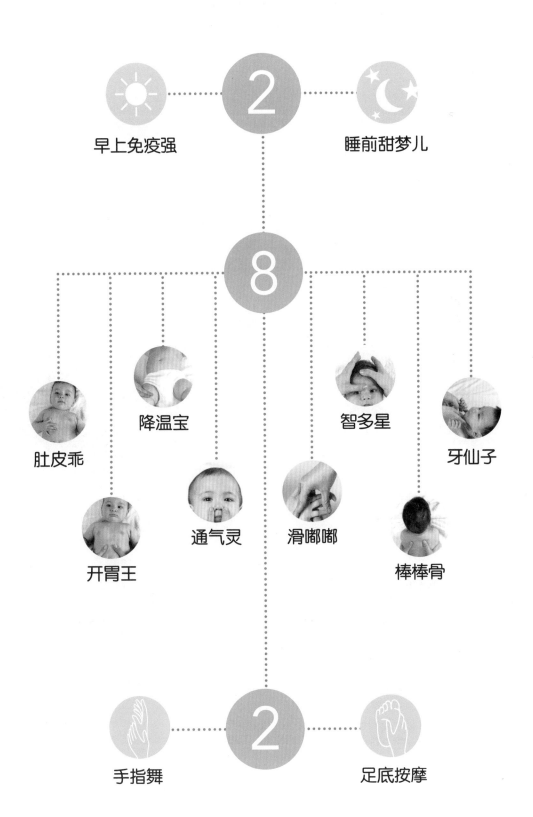

早上免疫强

睡前甜梦儿

肚皮乖

降温宝

开胃王

通气灵

滑嘟嘟

智多星

棒棒骨

牙仙子

手指舞

足底按摩

第二节　宝宝推拿的优点

 一　对宝宝的好处

1.增强免疫，减少感染

在中医学的五脏六腑中，肺、脾两脏对宝宝的生理及病理影响最为重要。

肺主气，司呼吸，处理氧气和二氧化碳的气体交换。此外，肺更主皮毛，而皮肤乃人体最大的器官，总重量可占体重的10%以上。"皮毛"是一身之表，具有防御外邪、调节津液代谢、调节体温等作用。因为肺脏开窍于鼻，直接与外界的空气相通，风、寒、暑、湿、燥、火等六淫外邪，无论从口鼻而入还是从皮毛而入，都常常侵犯肺脏而引发疾病。所以中医说肺这个器官，极其娇气，不耐寒热。

脾主运化，包括对食物的消化，使之变为人体可利用的营养物质。脾气强健则消化吸收良好，有足够的养分化为精、气、血、津、液，维持人体的正常生理功能。如果脾气虚损或不足，宝宝便会气血生化不足，正气虚弱，变得容易生病了。

因为小儿有"肺常不足""脾常不足"的生理特性，所以我们经常会看见小朋友反复出现呼吸和消化系统的毛病，例如咳嗽、感冒、过敏性哮喘、湿疹、胀气、吐奶、腹泻、便秘等。这些情况都因为小儿的肺卫之气和脾胃之气不足的缘故，卫外不固，体质弱，对外界的适应能力较差，与现代医学所说的免疫功能低下密切相关。

当使用爱可揉宝宝推拿刺激宝宝肺、脾两经上的穴位时，便可以清补平衡孩子的肺、脾之气——健脾和胃，使气血生化有源，满足发育中宝宝的营养需求；强肺益气，护卫固表，提升宝宝的抗病能力。

此外，爱可揉更是治未病的极佳措施，经常为宝宝做"免疫强"组合（请参阅第三章第六节），你会发现宝宝在寒冬或敏感季节来临时，抵抗力明显增强了，去医院的次数也减少了。

2.益智醒脑，聪明耳目

中医认为，肾藏精，主生殖与生长发育，而且主骨生髓、通于脑。肾中精气充足，髓海得到濡养，则脑的发育就良好。此外，心藏神，神指人的生命活动外在表现和精神意识状态。心的功能正常，小儿就会充满活力，学习能力强，思维语言不乱，意识清晰，耳聪目明。

宝宝在胎儿时期脑细胞的数量就在快速增长，出生时发育良好的宝宝会有1000亿个神经元，之后便不再增加。所以益智的关键是使这些神经元之间进行更多的连接，或者增加连接突触的数量，形成一个发达的"大脑互联网"，使信息可以快速的在体内传递，促进智力发展。很多神经学专家指出，这些神经传导在婴幼儿时期最为迅速，宝宝3岁时大脑开发已达到成人的80%。婴幼儿时期采用爱可揉宝宝推拿的"智多星"组合（请参阅第三章第六节），刺激相应穴位和部位，能够增加脑细胞之间的沟通，充分把握宝宝大脑极速发育的黄金时期，让宝宝快速脱离混沌无知的小毛头时期，学会爬学会走，会讲话会唱歌，提升语言、动作、思维和适应外界环境的能力。宝宝心神安定，肾气充实，小时候就会反应更灵敏、更喜欢和成年人交流沟通，长大后自然会更自信，社交能力更强，情商智商都领先一筹。

3.增进食欲，强健体魄

脾为后天之源，如果脾气充实旺盛，就能运化水谷精微，濡养人体。所以，妈妈可以利用健脾相关的穴位为宝宝推拿按摩，使消化和吸收功能正常健运，宝宝天天胃口大开，日日肠道畅通。营养状况跟得上，生长发育自然达标，体质自然强健。研究结果也发现，使用小儿推拿治疗调养早产儿，在奶量和体重均有明显增加，而喂养不耐受发生的情况则大为减少，早期干预效果显著[1]。

4.减轻压力，睡眠安稳

宝宝离开了妈妈温暖安逸的子宫，来到了一个嘈杂纷扰的世界，压力山大，所以经常出现哭闹、夜啼、易惊易醒和食欲不振的状况。爱可揉宝宝推拿好比完美的安抚奶嘴，通过妈妈的双手施展神奇的治愈能力，使散乱的神重归于心。神返于心，乃静之本，宝宝自然心情舒畅，睡眠安稳。心理学家也发现喜欢抚触的儿童，会较有安全感而较少焦虑[2]。

5.疾病初起，早期治理

当外邪入侵身体时，会一层一层地从皮肤表面进入我们身体内部，正如《素问·阴阳应象大论》中所说："故邪风之至，疾如风雨。故善治者治皮毛，其次治肌肤，其次治筋脉，其次治六腑，其次治五脏。治五脏者，半死半生也[3]。"意思是说，外感疾病侵袭人体时，急疾如暴风骤雨，所以最棒的医生会当邪气还在皮肤表层时便去治疗。假如病邪进一步从皮毛进入肌肤、筋脉、六腑，甚至深入五脏，此时已病入膏肓，便回天乏术了。

推拿作用于体表，很多古代中医都认同推拿能强化卫气，是疾病初期的有效治疗手段之一。所以，在宝宝初发伤风感冒之时，很多家长们便开始为宝宝做推拿以控制疾病发展，效果也是十分理想的。

小儿推拿可以作为治疗某些疾病的有效方法。然而，其结果取决于诊断的准确性、病情的严重程度、操作方法的正确性和儿童的体质。你应该在使用前咨询你的主治医生。

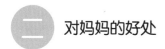

二　对妈妈的好处

1. 建立纽带，强化亲子关系

妈妈和宝宝在进行爱可揉宝宝推拿时，会有一种很美妙的感觉：宝宝会感到你温柔细腻的抚触、体贴入微的关爱；你触摸着宝宝Q弹的肌肤，沉醉在他天真烂漫的笑声中，感受到小小身躯焕发的无穷生命力。你们的气正在互动交流中，形成了一种无形而强韧的纽带。你和宝宝身体和心灵的距离不断地缩小，建立起牢不可破的亲子关系，而且这段亲密的感觉将会持续到很久很久的将来。

2. 增强自信，做好妈妈角色

二十二年前，我在产房里第一次与儿子相遇的情景，仍然历历在目。我如同捧着易碎的名贵瓷器般把他小小的身躯抱在怀中，我尽量放轻动作，生怕把他的小手小脚弄断。当我想到之后要自己去为他洗澡，我马上感到天旋地转，眼前发黑。所以回家后好一段时间，儿子都是让他姑妈帮忙洗的澡，说起来真的十分汗颜。

逃避不是办法，要解决问题就必须面对问题。我大着胆子，学习轻轻地去抚触和按摩他的身体，我渐渐对儿子的身体和性格有了更深地了解，我们之间的互动也越来越有趣，关系越来越亲密，我这个初级妈妈也越来越有自信了。我可以向你保证，当你持之以恒的为你宝宝进行爱可揉宝宝推拿，你也可以体验同等的乐趣。你们可以一边推，一边聊天；一边揉，一边唱歌；眼神和精气的交流，会把你们拉得越来越近。他的一举手一投足，一皱眉头，一伸舌头，一切需求、情绪、喜恶等细节，也会尽在你的掌握之中，好妈妈的这个角色你已胜任有余了。

3. 宝宝健康，妈妈积极参与

作为一个妈妈，我当然明白孩子生病时家长的那种无能为力的感觉，你会恨不得自己去代替他受罪，当试过所有办法但却效果不显，又或者遇到病情经常反复时，你只能祈盼孩子长大后能战胜疾病的困扰，自己自然康复。在国内有大量临床案例和研究报告指出，推拿按摩能有效治疗很多复杂的小儿疾病例如湿疹[4]、过敏性哮喘[5]、脑瘫[6]，甚至行为异常性疾病如多发性抽动症等[7]。事实上，很多家长在使用药物和主流的医疗方法以外，都会再配合宝宝推拿作为辅助治疗手段，效果亦是让人十分振奋的。而且当妈妈自己去动手参与宝宝的治疗，在宝宝的生长发育过程中发挥更为积极的角色时，你会对宝宝的身体状况掌握得更好，会对自己感到更为自豪。

4. 改善情绪，预防产后抑郁症（PND）[8]

初为人母，在照顾新生宝宝这方面，很多时候你可能都会感到莫名的恐惧和不知所措。频繁的喂哺、换尿布、夜啼等因素都让你感到吃不消，你会怀疑自己是否还有力气去好好照顾宝宝和自己，更遑论去为宝宝进行抚触推拿了。事实上，你的担心是不必要的，因为你只需每天花五分钟，甚至可以随时随地进行合适的爱可揉手法组合，灵活又有弹性，而且推拿会让你有意想不到的愉悦感。

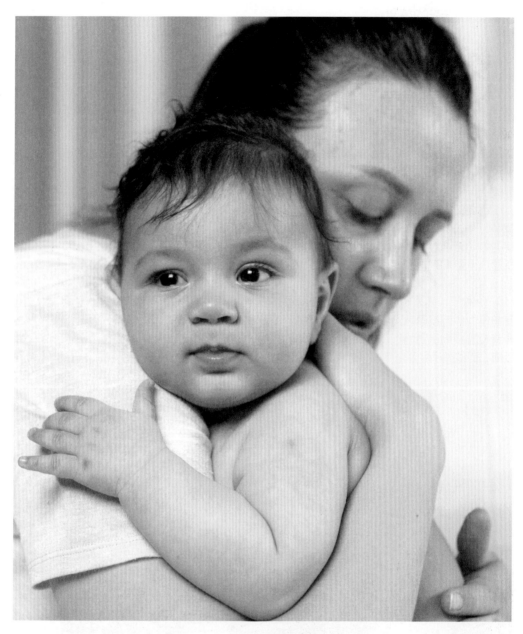

当你使用爱可揉宝宝推拿时，你的脑下垂体会分泌出一种叫作后叶催产素的荷尔蒙，这种化学物质会让人产生正面乐观的情绪，使你更乐于与人交往。抚触的能量会在你与宝宝体内产生巨大的共鸣，使亲子之间的关系更为亲密和谐[9]。这种奇妙的感觉能预防和减轻产后忧郁症状，很多时候，你的宝宝会在推拿时感到痒痒而发出叽叽嘎嘎的欢快笑声，这些极具感染力的笑声会推动气的流动，本身就自带神奇疗效。

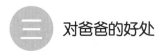

三 对爸爸的好处

爱可揉宝宝推拿对爸爸也具有莫大的益处。

爸爸一般因为要上班而早出晚归，回到家里时宝宝大多时候都已经睡着了，什么互动也做不了，只能无奈地、静静地看着宝宝甜睡的样子。身为父亲却无法积极参与孩子的成长和日常生活，久而久之便会产生一种内疚感。所以我十分鼓励爸爸学习爱可揉宝宝推拿，在宝宝睡着后也可以进行，不单会令宝宝睡得更踏实，更是一天疲乏工作后的最佳放松活动。

爸爸白天留在家中时间较少，与宝宝之间的接触也相对较少，因为宝宝在推拿按摩时不会表达自己的喜恶，所以爸爸要学会解读宝宝的身体语言。这样一来，不单训练了爸爸对宝宝感受的敏锐触觉，更拉近了双方的距离，为一段终生的亲子关系建立了强大的情感纽带，为未来无数日子的相互信任和了解打好基础。

1992年，澳大利亚进行了一项爸爸对宝宝抚触的研究，一群一个月大的小宝宝在爸爸为他们按摩八个月后，结果发现宝宝与爸爸之间的交流，包括眼神、笑容、声音及触摸均比对照组（没有爸爸按摩的宝宝）更为亲密，较少出现对爸爸拒却的反应，而爸爸也会对宝宝的日常起居生活更为投入[10]。

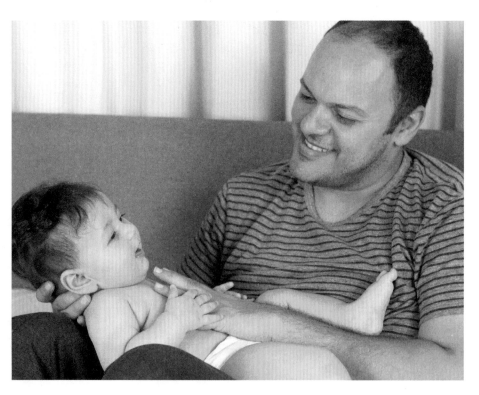

四 **对祖父母的好处**

爱可揉是宝宝与施术者之间一种气的交流，每次推拿都是一种互惠的相互平衡。长者一般气比较虚，当他们给宝宝施予温柔的抚触时，宝宝身上散发的蓬勃生机让长者感觉充满活力。国外有一个研究项目，找了一群退休后的志愿者去为婴幼儿做按摩抚触，一个月后发现这群老人感觉身体强健且较少看病，心情舒畅且较少出现忧郁症状，而且对参与社交活动表现更为积极活跃[11]。你可以想象如果是爷爷奶奶外公外婆为自己可爱的孙子、孙女去推拿抚触，那种血浓于水的关系必然会令推拿效果更为理想。

我在临床上经常看到孩子们接受了爱可揉推拿之后的显著变化，很多家长也反馈说小孩体质增强了，很多如过敏性哮喘、湿疹、腺样体肥大、反复上呼吸道感染和咳嗽、肠胀气、吐奶、难入睡或睡不安稳及其他小儿常见病等症状都有一定的改善。能够帮到那么多家长我感到十分高兴，而能够让那么多小孩在身体和认知上有更佳发展，我更感欣慰。

参考文献

［1］陈亦旋.小儿推拿在早产儿喂养不耐受的早期干预中的应用体会.现代诊断与治疗，2015，26（5）：1093～1094.

［2］Heldi Hadley.Baby and Infant Massage–The complete guide for parents, Kindle version, 221 Loc.

［3］山东中医学院，河北医学院.黄帝内经素问校释（上册）.第2版.北京：人民卫生出版社，2009.

［4］何玉华，康静.推拿治疗婴幼儿湿疹120例.中国针灸，2012，32（12）.

［5］陈良良，李安生，陶建宁，等.足三里穴位免疫疗法防治过敏性哮喘临床及实验研究.中国中西医结合杂志，1996，16（12）：709～712.

［6］马熙胜.中医推拿治疗小儿脑瘫临床疗效研究.亚太传统医药，2013，9（2）：81～82.

［7］姜雪原.针灸推拿结合治疗儿童多发性抽动症.四川中医，2009，27（8）：115.

［8］Irving, J. Can baby massage help to overcome PND?.http://www.babycentre.co.uk/x1042918/can-baby–massage–help–to–overcome–pnd Web.

［9］Department of Psychology and the Gonda Brain Sciences Center, Bar–Ilan University, Israel. Maternal and paternal plasma, salivary, and urinary oxytocin and parent–infant synchrony: considering stress and affiliation components of human bonding. feldman@mail.biu.ac.

［10］Dr. Alan Heath & Nicki Bainbridge.Baby Massage–The Calming Power of Touch, DK Publishing, Inc. 2004. P.12.

［11］Mary Ady, An Infant Massage Guidebook For Well, Premature and Special Needs Babies, Author House 2008. Kindle version, 118 Loc.

第三节　为什么应该从小开始使用宝宝推拿

推拿对小儿和成人同样可以发挥良好的疗效，但对婴幼儿（特别是3岁以下）的效果会更为明显。中医说小儿三岁以下，称为"纯阳之体"。"纯阳"的意思，不但强调小儿阳气偏盛，更是指活力充沛，朝气蓬勃，生机盎然，发育迅速。所以小儿的气对外界刺激反应特别灵敏，只要我们能在正确的穴位上加以调拨，便能振奋气的流动运行，推动生长发育，促进智力发展，甚至加强自愈能力。

如前所述，神经学家在近年发现大脑从胎儿时期到三岁时的发育情况，更是与中医"小儿体禀纯阳"的理论相吻合。出生时发育良好的小儿脑内有1000亿个神经元，之后不再增加；第一年婴儿大脑体积增加一倍，3岁时大脑大小已是成人的80％。所以孩子在出生后头3年内，无论在生理和心理方面，良好的育儿刺激对大脑的功能和结构都有重要的影响。

我接触的小患者有从1个月到12岁的，其实较大的孩子也十分喜欢爱可揉宝宝推拿，因为他们享受推拿的过程，而且不用吃药、不用打针。需要注意的是，当你为大一点的孩子做推拿时，时间也相对要加长一些，以期达到理想的效果。

我鼓励妈妈们在怀孕时或宝宝出生后便马上学习爱可揉宝宝推拿，当你有信心去较多地触碰宝宝娇小柔弱的身体时，你便可以开始为他进行爱可揉宝宝推拿了。但必须谨记不要重压脆弱的重要部位，如囟门，特别是前囟门（会在出生后一岁半甚至两岁才密闭）。

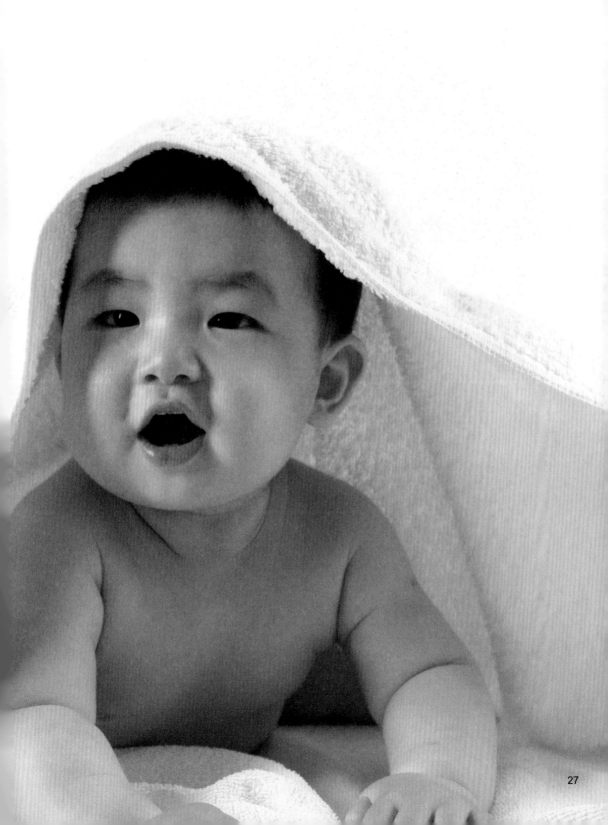

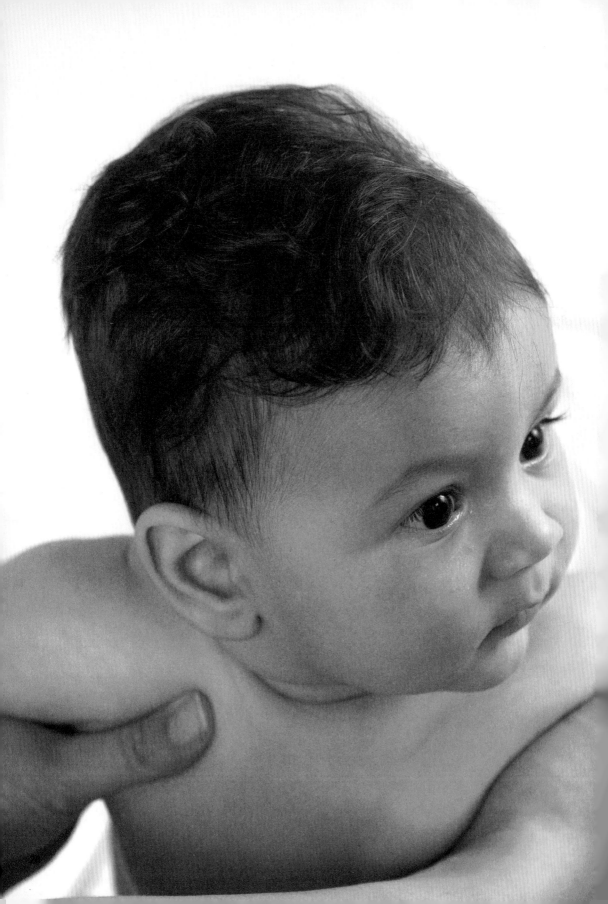

第四节　推拿有什么禁忌证

　　爱可揉宝宝推拿是安全有效的一种天然疗法，可以单独使用，也可作为其他医疗方法的辅助手段。我会建议你在使用本书的推拿组合前，向你的医生或者专业护理师咨询，以确保你宝宝的情况能得到最佳的推拿效果。此外，切勿在未经医生指导的情况下，以爱可揉™代替主流治疗措施去治疗严重或复杂的疾病，例如：

1.心脏病、肝肾功能不全、肺结核、血友病或凝血功能障碍性疾病、高血压、糖尿病（较严重）、脑积水、癫痫病等。

2.急性传染病如麻疹、流行性腮腺炎（痄腮）、风疹、水痘、猩红热、葡萄球菌感染。

3.皮肤破损 、割伤、烧烫伤、急性湿疹发作部位。

4.出血性疾病及正在出血或内脏出血。

5.骨质疏松、关节脱位、骨折、脊柱损伤。

6.急性发作期的哮喘、高热、严重吐泻。

7.近期手术后、静脉曲张、恶性囊肿或癌瘤。

8.其他诊断不明、不知其治疗原则的疾病。

如何做好宝宝推拿

以下是进行爱可揉宝宝推拿前的准备：

☐ 指甲修剪圆润，摘下手上的戒指和配饰，并搓热双手后再操作。

☐ 在你的手上蘸少量润滑介质，以减少对宝宝娇嫩皮肤的摩擦，增强手法效果。

☐ 选择安全、舒适和平坦的地方进行推拿，例如在床上或在婴儿房的软垫上。

☐ 保持室内空气流通，室温暖和，以21~26℃为宜。

☐ 进行"甜梦儿"组合时应把灯光调暗。

☐ 播放宝宝喜欢听的音乐。

☐ 推拿开始前要更换尿布，预备柔软的浴巾或毛毯在推拿完毕后裹着宝宝，以免着凉。

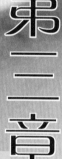

第三章

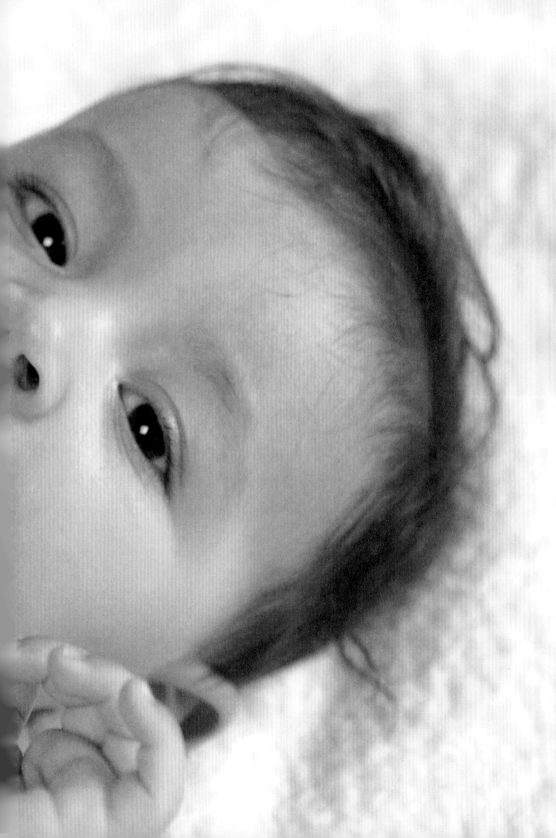

第一节　何时是宝宝推拿的理想时刻

一　清晨

中医认为，早上是一天的"阳中之阳"的时段，大自然中这段时间阳气最盛。而经过一晚的睡眠，宝宝这时候也是神清气爽、活力充沛，如果在这段时间推拿，特别是做爱可揉"免疫强"组合，更是合适，可以强化卫气，为迎接一天的各种挑战做好准备。

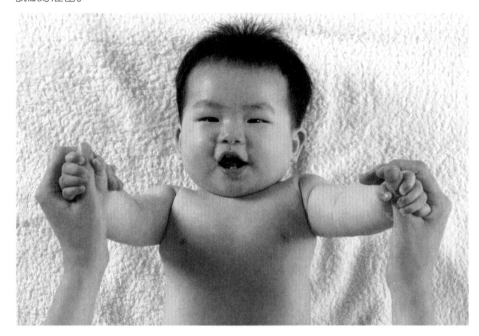

二　两次喂哺之间

两次喂哺之间不太饿也不太饱，宝宝这时候会比较有兴趣去探索身边的事物，或者与你沟通交流。切记最好在喂奶45分钟后才开始做手法，避免导致吐奶。

三　睡前与睡梦中

经过一天各种新事物的冲击，到了晚上宝宝也是十分的疲惫了。所以如果能把爱可揉作为睡前的一个助眠活动并养成习惯，每晚帮助宝宝充分放松，他将会更快入睡。又或者有些家长喜欢等宝宝入睡后再进行爱可揉"甜梦儿"，安神养心，可以使宝宝睡得更踏实，不易惊醒。

四 沐浴后

洗澡一般会让宝宝感到欢快愉悦，因为很像在妈妈子宫内被羊水包围的感觉。而且你帮宝宝擦肥皂浴液，用毛巾擦干身体的动作，已经为推拿做了热身准备，这时候再配以合适的组合手法，调整宝宝身上的气血功能，实在是事半功倍。

 五 随处揉

现代人生活繁忙，所以我整理了一些只对手和足进行的手法，妈妈们基本上随时随地都可以为宝宝推拿。"小儿百脉，汇于两掌"，而且人体各器官组织在足部都有相对应的反射区，所以当用手法刺激手脚穴位时，能调节人体各个脏腑器官的功能，有防病治病的功效。

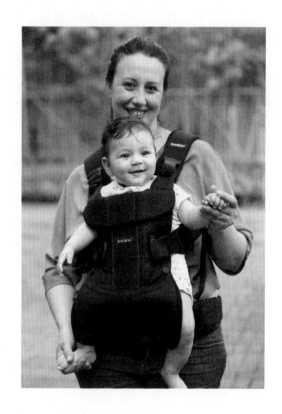

我要为宝宝推多长时间后，才可以看到效果？

要维持身心健康需要一个过程，也是一个旅程，不能急功近利，也不要期望偶尔按一两个穴位便可以有神效。但我可以以我的临床经验向你保证，假如你每天都为宝宝进行爱可揉推拿，让调理脏腑和气血的作用一点一点的积累，日久功深，你一定会看到成效。很多妈妈告诉我她们大概推了三个月，就能发现宝宝的体质有了明显的改善。

第二节　如何选择合适的介质

坊间很多医院或小儿推拿店喜欢用冬青膏和松花粉作为推拿介质，以滑润肌肤、减少摩擦，保护宝宝的肌肤。某些介质还可以有不同的功用：例如姜葱水有辛温发散的作用，能驱散外邪、发汗退热；而薄荷水则是辛凉解表、清暑退热。你可以向你的医生咨询哪一种更为适合你宝宝的情况。你也可以采用油作为介质，我个人喜欢用有机的冷榨植物油，因为成分天然，没有或只含较少的防腐剂或添加剂，对幼嫩的小儿皮肤不会造成负担。有机的葵花籽油、橄榄油、葡萄籽油、椰子油或麻油等可食用油都可作为介质使用，然后还可以稍稍加几滴维生素E油，配成一种天然的抗氧化剂，增强皮肤的抵抗力。

现在流行芳香疗法，大家都相信精油有奇效，妈妈们可能也会想把这些名贵的好东西用在宝宝身上，但是我非常不建议你这样做。因为虽然很多人提出精油对成人可以有治疗效果，但并无研究显示某些精油的成分也可安全地在宝宝身上使用。高浓缩的精油可能少量也会对宝宝造成过大的刺激，即使较为温和的如茶树油或薰衣草等精油，也有专家指出会导致青春期不稳定的荷尔蒙分泌[1]。

此外，应该避免用杏仁或花生等果仁制造的油，因为这些油可能会对免疫系统较弱或是对坚果过敏的孩子造成危害。还有含矿物油成分的介质也不建议使用，会因难于被皮肤吸收而诸塞毛孔。

谨记任何涂抹在皮肤表面的东西，最终都会渗透并经过血液循环系统到达内在器官。所以为了安全起见，你可以24小时前先在宝宝前臂内侧涂少量你选用的介质，测试一下是否会导致过敏反应。

参考文献

[1] Anita Epple and Pauline Carpenter.Baby Massage and Yogo，The McGraw-Hill Companies, Inc. 2010.

小提示：如何自己制作推拿介质呢？

姜葱水：200g生姜和100g葱切片切段，清洗干净后放室内阴干，再放在清洁而干燥的玻璃瓶或陶瓷罐内，加1L75%酒精，浸泡两星期后即可使用。每次推拿只需取少量，余下的可密封留下次再用。

薄荷水：把两片新鲜薄荷叶捣烂后放入50mL清水中搅拌，然后去渣取汁即可使用。

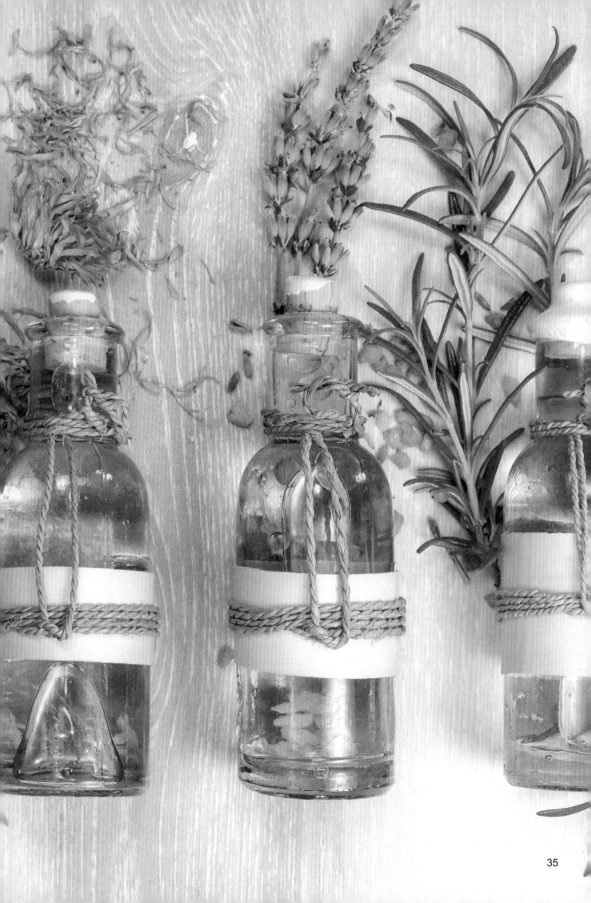

第三节　如何让宝宝更喜欢推拿

 配合你的声音和音乐

初生宝宝已有灵敏的听觉，12周左右便能够认出妈妈的声音；6个月开始便会在被人叫到自己的名字时做出反应。所以在整个爱可揉推拿过程中，你都应该把声音这个元素加进去。你可以与宝宝聊天、讲故事、唱歌，这样不仅可以使过程更为有趣，而且有助于孩子早期认知发育，提高理解和表达能力。

研究显示婴儿喜欢听高调而不尖锐的声音，尤其是节奏轻快、旋律优美的音乐或儿歌，他们还特别喜欢反复去听相同的简单的旋律，他们不会觉得单调沉闷，反而喜欢这种熟悉的感觉。当使用爱可揉"甜梦儿"时，你可以轻声地吟唱一首摇篮曲，让音乐陪伴宝宝进入甜蜜的梦乡。如果你缺乏灵感，可以参考第三章第六节的内容，每个组合后都配上了一首儿歌，让你一边推，一边唱。你甚至可以自己创作一些童话故事，并让你的宝宝当主角，这样可以使宝宝更加容易投入到整个过程中。不要担心自己是否走调，也别介意你的故事是否如同伊索寓言般精彩，因为对你的宝宝来说，你的声音就是那么的亲切、那么的动听。假如你不善音律，你也可以选择播放你和宝宝最喜爱的纯音乐或歌曲。

我强调声音的重要性，是因为当你一边推拿，一边与宝宝聊天或唱歌时，既可以留住宝宝短暂的注意力，又能帮助自己更加投入在推拿手法中。丰富的声音刺激，促进了宝宝听觉的发育，造就了语言沟通的基础。大一些的宝宝很多时候会报以咯咯的笑声或咿呀童语，甚或模仿你的声音，为妈妈带来无可比拟的满足感。

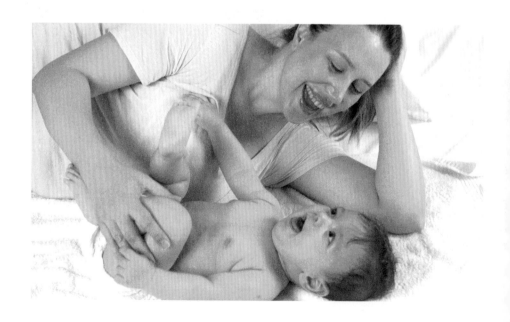

手法轻柔和缓而稳定自信

你可以使用爱可揉宝宝推拿，在不同穴位上进行多种手法，包括推法、揉法、按法、扫法等。但无论是哪一种手法，重点是动作要保持稳定、轻柔、有节律感。重复在相同部位进行手法后皮肤会发红，但不用过分紧张，这是经气对推拿刺激的感应，意味着皮部、经络与穴位正在传导整合，是你的手法正在发挥作用的表现。不过，建议你先在自己的皮肤上感受一下不同手法的力度，然后才在宝宝娇嫩的肌肤上使用，并且经常注意宝宝的反应，以免力度过重而损伤宝宝的肌肤。

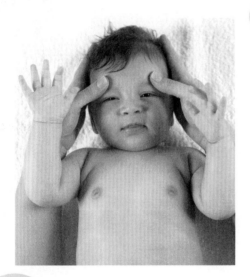

了解宝宝的身体语言

小儿不善或未能言语，所以儿科素有"哑科"的俗称，那么当我们为宝宝推拿时，如何得知宝宝是喜欢还是不喜欢呢？我们的手法是否过重呢？脱了衣服宝宝是否会冷呢？宝宝现在有推拿的心情吗？了解宝宝的身体语言是成功的关键，假如看到宝宝眼神和你有交流，对你咯咯笑，逗你讲话等，都是正面的反应。如果宝宝经常把脸别过去，皱着眉头，甚至大哭大叫，扭动肢体和手脚等，就是代表宝宝不乐意在这时候进行推拿，或是你的手法让他不舒服了。

如果宝宝不开心或哭闹，我是否应该继续为他推拿呢？

有些宝宝在初次接触推拿时会紧张、恐惧、不合作，甚至哭闹，如果继续勉强推拿，不仅让他神浮气躁，皮肤和经络与穴位的感应性降低，传导性减弱，疗效也会降低。所以一般来说，我会建议在妈妈和宝宝都心情舒畅时，才进行爱可揉宝宝推拿。

但是如果有治疗需要，孩子纵使哭了，我们还是应该坚持推拿的。

当宝宝啼哭时，他会心跳加快、面红、汗出、身热，是中医所说的阳气升发，气机升提，有祛外邪和退热之效。如果以现代医学来解释，是增加肺活量，加快血液循环和加速新陈代谢。所以，如果懂得利用哭的机制和时间，合理把握一个度，适度啼哭也可以是有益机体的事情，而且短暂啼哭后，宝宝通常也睡得特别安稳，所以妈妈不必过于忌讳而放弃推拿。

第四节　如何定位取穴

　　成人共有361个穴位，儿童更另有好几十个特定穴，妈妈们一听可能已经头昏脑胀了，但事实上你只需要学会常用的穴位，便能掌握爱可揉宝宝推拿了。首先我们一起来学习取穴方法。

 体表标志

1.固定标志

　　根据体表的特征作为取穴标志，如五官、毛发、乳头、脐窝等。

　　例如，两眉头中间是印堂穴，脐中是神阙穴，两乳头中点是膻中穴。

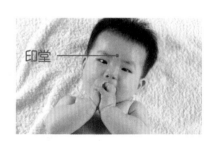

2.活动标志

　　利用身体某些部位活动时才出现的凹陷或隆起处作为取穴标志。

　　例如，耳门穴是在张口时耳前出现的凹陷，颊车穴是下颌角前方当咀嚼时肌肉隆起处。

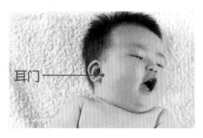

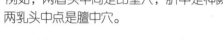 手指寸

　　以被按摩者（宝宝）的手指作为量度尺寸。

　　1手指寸=拇指指关节宽度。

　　2手指寸=食指、中指和无名指合并的指关节宽度。

　　3手指寸=食指、中指、无名指和小指合并的指关节宽度。

　　例如，足三里位于小腿胫骨外侧1手指寸和膝盖下3手指寸交点处。

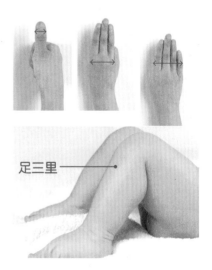

三 骨节比例寸

此法是古人以骨节为主要标志，测量无数人全身各部的大小、长短后，从大多数人体比例折算并总结出一个骨度表，然后按折算后的尺寸取穴。

例如，无论任何性别、年龄、身高、体重，你的胸骨下端至肚脐的距离都是8比例寸，所以如果要找脐上4比例寸的中脘，即是胸骨至肚脐的中点处。

骨度表太专业了，妈妈们不需要刻意去记，常用穴位我会再特别解释。

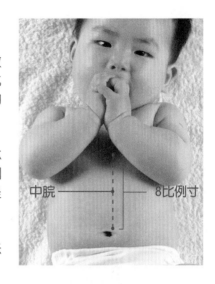

中脘————————8比例寸

四 经验取穴

根据长期临床经验总结出来的简便取穴方法，例如百会就是两耳尖连线的中点。

百会————

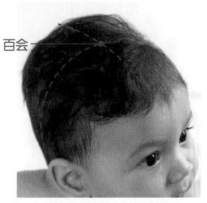

小提示

假如我取穴不正确会产生什么后果？

这个问题很多妈妈都会担心，假如自己取穴位置不准确，会不会对宝宝身体造成伤害？首先你要对自己有信心，因为取穴并非什么难以掌控的高科技，只要用心学一定能学会。另外很多人误以为穴位是针孔大小的一个点，但其实是比较像你宝宝瞳孔大小的一个圆形区域，所以即使你不能准确地找到某穴位，只要偏离不太远，在该穴位所处的经络之上，便能发挥应有的作用。假如你真的完全找错了部位，就当是一次舒适的抚触，纯粹只为增进你和宝宝之间的亲子情谊好了。

第五节　如何掌握基本推拿手法

　　学习推拿手法，重点是施术部位、移动方式、方向和节奏频率。有些特别轻的手法，你需要加快频率以达到理想的刺激量。当你看到余后章节中标示"轻快"的手法，代表每分钟100～150次的频率，"缓慢"则代表没有特定频率，你只需要徐徐移动双手，以温柔的手法帮助宝宝去放松即可。

　　这里我收录了14种常用手法，操作时应谨记手法要柔和稳定，以免引起宝宝不适。

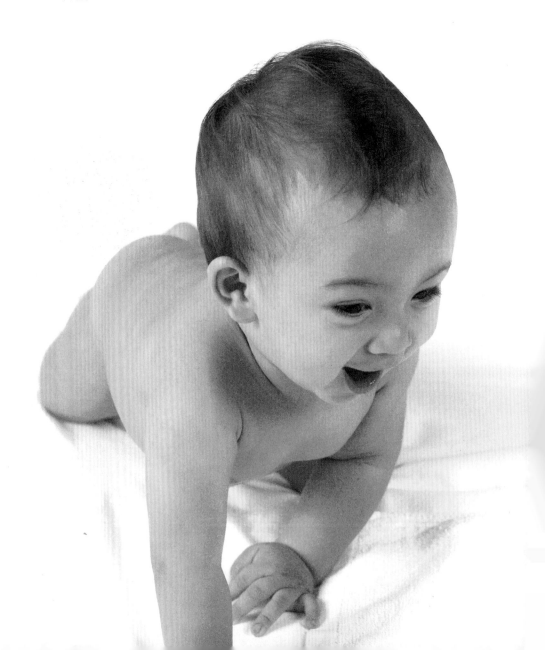

1. 直推法

用拇指指腹或食指、中指指腹，在皮肤上做单方向的直线运动。此法多用于线性穴位的操作，如开天门、清天河水等，有通络散结的作用。

节奏：轻快。

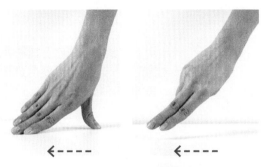

2. 旋推法

用拇指指腹在穴位上做顺时针方向的旋转推摩运动，此法多用于手指螺纹面，如补脾经、补肾经，能通和脏腑。

节奏：轻快。

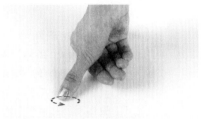

3. 分推法

双手拇指指腹放在特定穴位，然后向两旁推开，分推的力度和位置要对称，同时速度均一。多用于坎宫、胸、腹、背，在各操作部位向左右方向推动，称为分推额阴阳、手阴阳、胸阴阳、腹阴阳、背阴阳，有平衡阴阳、通利气血的作用。

节奏：轻快。

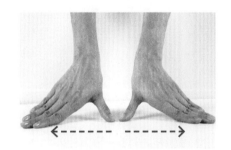

4. 摩法

以手掌、大鱼际或掌根轻贴皮肤，柔和缓慢地做圆形轨迹运动，力度较轻，不带动宝宝的深层组织，所谓皮动肉不动。摩法很轻柔，感觉舒适，常用于胸腹、胁肋等部位，有宽胸理气、通调胃肠的功能，往往能使宝宝边摩边进入梦乡。

节奏：缓慢。

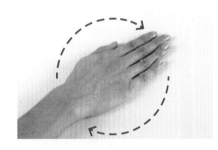

5. 运法

用拇指指腹放在穴位上，由此往彼做圆形或弧形运动，就像划圆圈一样。动作要流畅，不要突然转折或中断运动轨迹。此法多用于掌心的内八卦，有宽胸利膈、理气化痰的功效。

节奏：轻快。

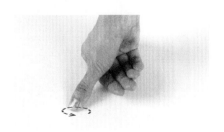

6. 擦法

用手掌紧贴皮肤做直线往返摩擦，使接触面产生一定热量而变得暖和，如擦脊柱、擦肺俞，有温经通络、行气活血的功效。

节奏：较快，以温热为度。

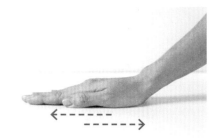

7. 按法

指按法用拇指、食指或中指指腹，掌按法用掌根，轻轻着力按住皮肤，停放数秒，放松，再按。着力要先轻后重，由浅入深，注意宝宝反应，以免力度过重。按法可单独使用，或与揉法结合使用，成为复合手法；按法或按揉法适用于全身穴位，如按揉足三里、按天突等。此法刺激较强，频率如同指针，如果按摩部位是在上半身，可随着宝宝的呼吸来把握节奏，宝宝呼气时向下轻按，宝宝吸气时把手放松。

节奏：缓慢。

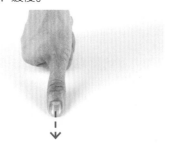 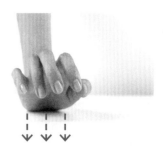

8. 揉法

用拇指或中指指腹，或者手掌大鱼际或掌根，吸定于特定穴位，然后以环形轨迹运动。注意操作时不要在体表移动，要带动深层皮肤组织回旋运动。揉法可使用在穴位上，甚至面部和全身各部位，如中脘、背俞穴、肚脐等，能宽胸理气、活血祛瘀、消肿止痛。

节奏：轻快。

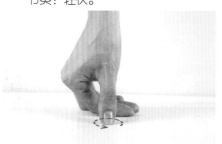 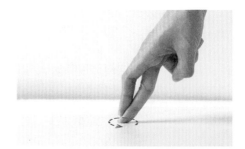

9. 扫法

手掌轻轻地放在宝宝皮肤上，然后以同一方向缓慢地匀速移动。扫法十分舒适，我喜欢以这手法作为起手式"隐身衣"，让宝宝放松并收敛心神。我在第三章第六节会详细介绍这个起手式。

节奏：轻柔缓慢。

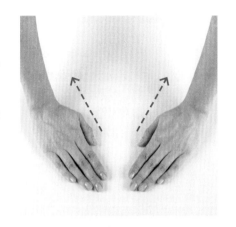

10. 捣法

屈曲食指或中指，以第一指间关节的背面敲击穴位，快起快落，节奏感强。捣法多用于点状穴位，如小天心，可以清热、宁心、安神。

节奏：轻快。

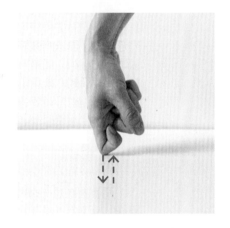

11. 拍法

五指并拢，手掌微微弯曲成杯状，轻拍皮肤。注意要放轻力度，同时以掌杯而非整个手掌行拍法，发出的声音是闷响声而非清脆的拍打声。这个手法多用在背部，在宝宝咳嗽有痰时使用。

节奏：较快（40～60次/分钟）。

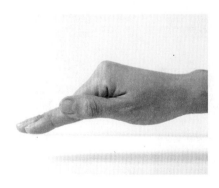
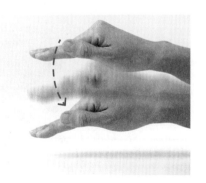

12. 振法

蓄力于掌，令掌、指及前臂产生较快的振动波，使受术部位有震动感。可舒筋活络、镇痛止痒。用在肚脐或皮肤瘙痒处，可以激发经气，镇静止痒。

节奏：轻快。

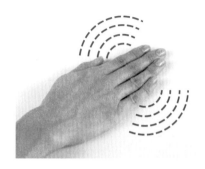

13. 拿法

捏而提起为之拿，是用拇指和其余四指捏住并同时提揉特定部位。动作要缓和，有连贯性。拿法刺激较强，多用于身体肌肉较丰厚的组织，如肩部、大腿或上臂，如拿肩井、拿风池、拿承山，不但可疏通经络、发汗解表，也是有效的放松手法。

节奏：缓慢。

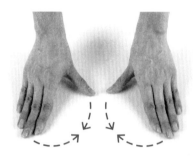

14. 捏脊

两手拇指置于脊柱两侧，从下腰尾骨最低点开始，以拇指与食中二指捏拿脊旁皮肤，从下向上往前推进，直到肩部为止，然后回到起点再重新开始。前推与捏拿的时间和力度要配合得宜，捏拿太紧，宝宝会感觉疼痛，手指也不容易向前捻动；捏拿太轻则不易提起皮肤。重复5~9遍。最后一遍操作时，每三次捏拿上提一次，以增强对相关穴位的刺激，此法能通调脏腑，强健身体。注意皮肤发红是气之所至的正常反应，妈妈们无需担心，但切勿用力重压宝宝脊柱。

初次操作时，宝宝不习惯可能会哭闹，前期可适量放轻力度。

节奏：以不徐不疾的速度进行操作，动作要流畅。

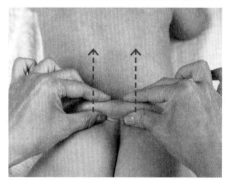

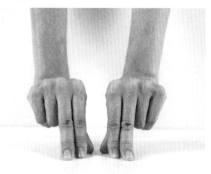

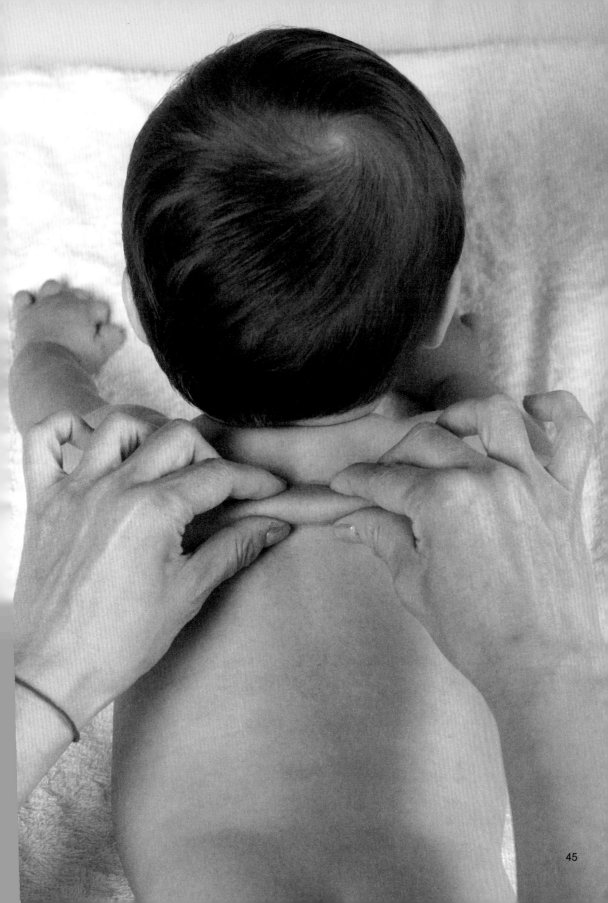

45

为什么捏脊能明显增强小儿体质？

因为捏脊是在脊柱旁的膀胱经上操作，能刺激40多个背俞穴，一个手法即能调理五脏六腑，消积、行气、化痰作用显著。

临床使用时，某些宝宝初期可能会因不习惯而哭闹，建议你手法由轻而重，循序渐进，坚持下来后宝宝会逐渐喜欢上捏脊，很多宝宝经常会要求妈妈再来一次哩！

假如你太忙，只能腾出时间做一个手法，那么就请你每天选择为宝宝捏脊吧！日久功深，你会发觉宝宝去医院看病的次数明显减少，而且会比同龄小朋友长得更壮更高。

我们马上要开始学习爱可揉宝宝推拿的组合手法了，这里我先把一些术语解释一遍，方便之后找对部位和掌握操作方向。（图4）

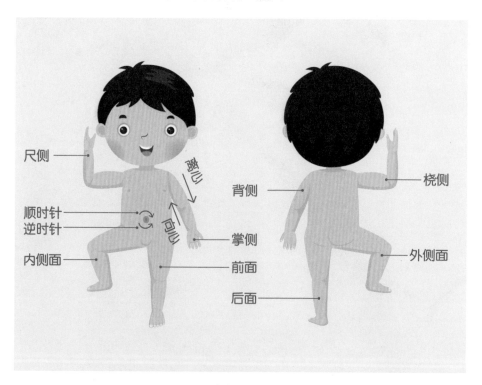

图4　推拿部位与手法方向

上肢（包括手掌、前臂和上臂）：
掌侧：掌侧部位。
背侧：手背侧部位。
桡侧：靠近拇指的一侧。
尺侧：靠近小指的一侧。

下肢（包括大腿、小腿和脚）：
前面：与脸部同一方向的一面。
后面：与身体后背同一方向的一面。
内侧面：靠近踇趾的一面。
外侧面：靠近小趾的一面。

操作手法的方向：
向心：在四肢施行直线运动的手法时，由躯干远端往近端移动。
离心：在四肢施行直线运动的手法时，由躯干近端往远端移动。
顺时针：假设施术部位（如宝宝的肚皮）是一个时钟，依时针运行相同方向行
环形运动。
逆时针：假设施术部位（如宝宝的肚皮）是一个时钟，依时针运行相反方向行
环形运动。

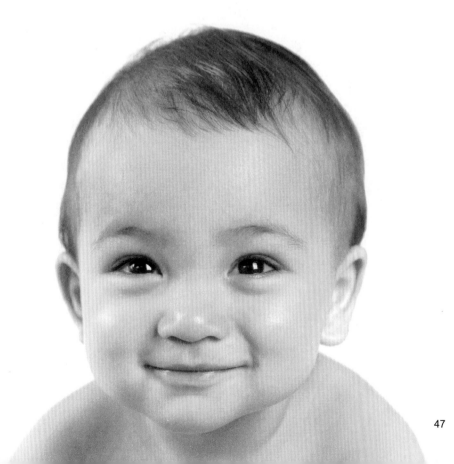

第六节　如何进行宝宝推拿手法组合

爱可揉宝宝推拿，助你在孩子的生长发育过程中，扮演一个更为积极主动的角色，方法既简单又好玩。这里总共有12套手法组合，每套针对不同的保健重点，操作时间只需约5分钟，忙碌的你大可以每天只做一套，时间充裕时又可以叠加应用，一切按你时间安排及宝宝的需要而自由配搭，十分灵活。我建议妈妈们可配合一些熟悉的旋律，或是选择我编写的中英文儿歌，一边推拿，一边唱歌，不仅让你和宝宝更加投入，对刺激宝宝脑部发育也大有裨益。

扫码观看"隐身衣"视频
（密码：12345）

 起手式 —— 隐身衣

首先，你可以为孩子穿上"隐身衣"。这个起手式作为爱可揉的前奏有两个作用，第一是征求宝宝同意让你在他身上按揉。宝宝若做出愉悦的反应，接下来的推拿过程将会更加融洽。第二是让宝宝的身心都做好准备，当你温柔温暖的双手轻轻地抚触宝宝的身体时，宝宝无论有没有穿衣服，都马上充满安全感，仿佛穿上了用妈妈的爱编织而成的隐身衣，使往后每一次的爱可揉宝宝推拿，都与尊重、关爱、轻松、快乐这些感觉联系起来。

Ⓑ 选择你的组合

记得我在第二章提到过的2-8-2黄金原则，第一个2，是以"免疫强"组合作为每天早上你和宝宝的第一次接触，然后以"甜梦儿"组合作为睡前的甜梦前奏。其他8个组合你可以按需选择，然后再把握时机，进行第二个2，也就是随处揉的"足底按摩"和"手指舞"。

现在，让我把每个组合的手法逐一解释演示吧，你应该先看图文，然后扫码看看视频，参考一下其他的宝妈操作，可以使学习更为直观，视频结尾还有我为大家示范唱的儿歌，有兴趣学着唱的妈妈们不要错过哟。

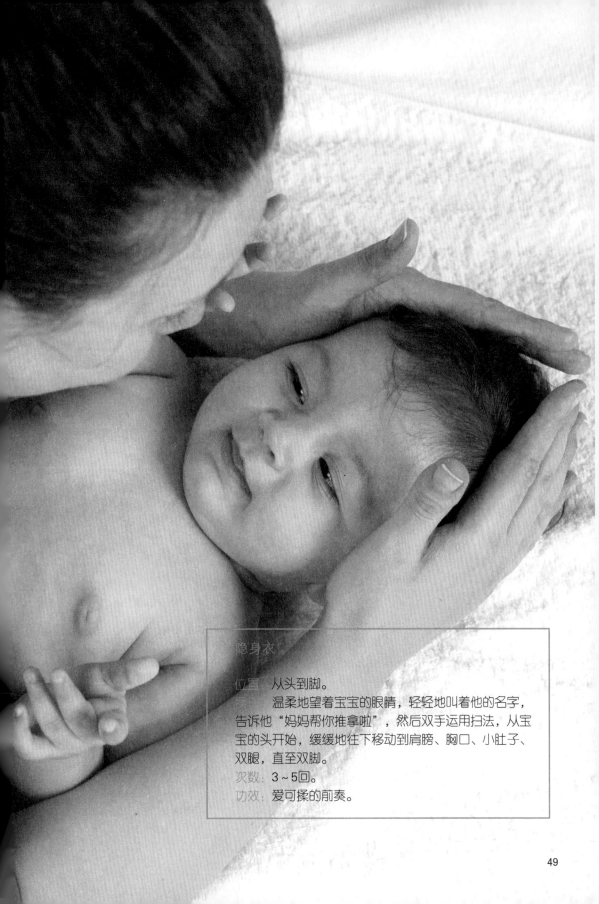

隐身衣

位置：从头到脚。

温柔地望着宝宝的眼睛，轻轻地叫着他的名字，告诉他"妈妈帮你推拿啦"，然后双手运用扫法，从宝宝的头开始，缓缓地往下移动到肩膀、胸口、小肚子、双腿，直至双脚。

次数：3～5回。

功效：爱可揉的前奏。

一 免疫强

根据我的临床经验，疾病与两大因素密切相关，一个是我们无法改变的遗传基因，另一个是免疫机能，还好第二个是我们可以掌握的板块。

免疫力是人体自身的防御机制，由不同的防卫细胞、免疫蛋白和器官组成，能帮助人体消灭入侵的外来异物。初生宝宝的免疫力，来自胚胎时期从妈妈体内所获得的抗体细胞，这些抗体的有效期一般延续到出生后六个月左右，之后宝宝便要自建堡垒，排除如病毒或细菌等的异己了。

除了母乳哺养及接种疫苗之外，你也可以利用爱可揉宝宝推拿，提高孩子的免疫力，为宝宝的健康成长打好基础。透过"免疫强"组合，每天坚持5分钟的推拿按摩，你便可以为孩子平衡五脏六腑，尤其是促进脾、胃、肾三个系统的功能，胃气好胃纳就好，脾气好消化吸收就好，肺气好防卫外邪的能力就更坚实了，这也就是中医所说的"正气存内，邪不可干"，就是拥有了现代医学所说的强大免疫机能。

早期当你还没有熟悉爱可揉的所有组合，而且又只有5分钟，那么就只做"免疫强"吧。把"免疫强"作为爱可揉的核心组合，然后在此基础上再挑选其他组合叠加上去，因为强化宝宝免疫力，是增强体质的首要任务。

1

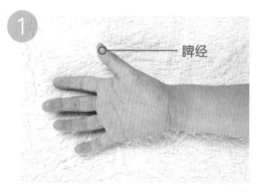

脾经

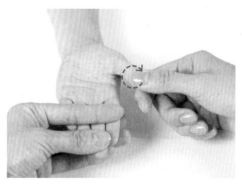

补脾经

位置：拇指螺纹面。

操作：用拇指以顺时针方向，使用旋推法。

时间：1分钟。

功效：促进脾胃运化机能，增强食欲及营养吸收。

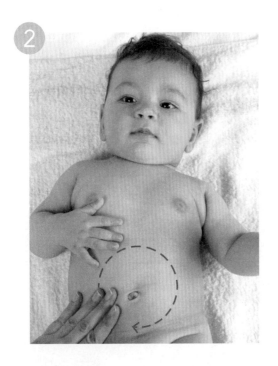

摩腹

位置：腹部。

操作：用掌根或大鱼际以顺时针方向，使用摩法。然后以掌心对着神阙穴（肚脐眼）行振法。

时间：摩腹 1 分钟，振神阙15秒。

功效：神阙穴是先天精气之源，振之能推动生长发育，摩腹能调理肠道，止泻通便双向调节。

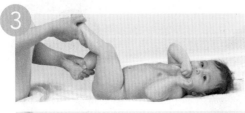
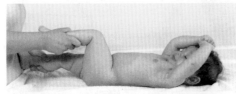
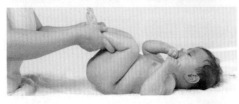
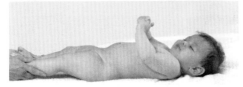

脚踏车

位置：双腿。

操作：用双手分别握住宝宝两只小腿，轻柔地把每条腿轮流推向腹部，再把双腿一起贴近肚皮，最后缓慢地把双腿拉直。

次数：5~9回。

功效：缓解胀气或便秘。

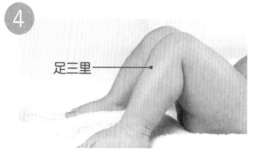

④

足三里

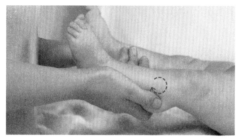

揉足三里

位置：膝眼下3寸，胫骨外1寸。

操作：用拇指使用揉法，如双手同时操作，可左手逆时针揉，右手顺时针揉。

时间：30秒。

功效：增强脾胃及肺卫之气。临床研究证明刺激足三里能有效提升免疫功能[1]，治疗过敏性哮喘[2]、腹泻。

⑤

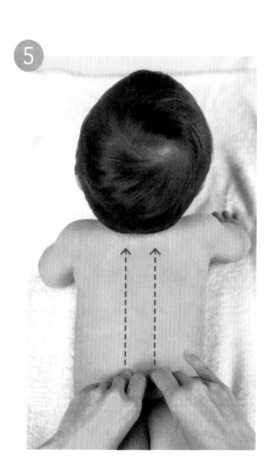

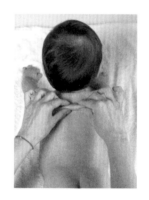

捏脊

位置：背部膀胱经，脊柱两侧旁开1.5寸。

操作：用双手拇指、食指和中指从宝宝龟尾到肩膀，行捏脊手法。

次数：5~9回。

功效：调阴阳、和脏腑、通经络、培阳气，增强五脏六腑之气，强身健体。

注意：切勿用力直接按压脊柱。

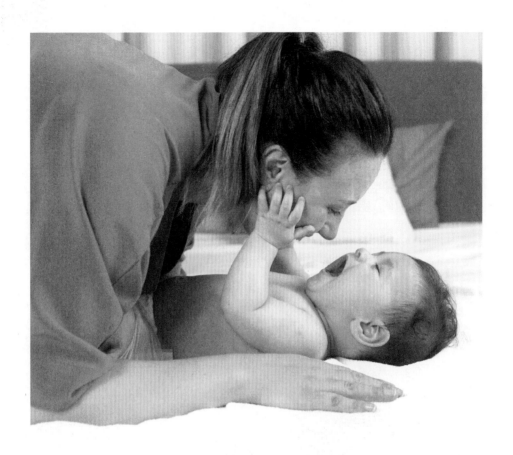

 建议配合"免疫强"的儿歌*

Itsy Bitsy spider climbed up the sprout
Down came the rain and washed the spider out
Out came the sunshine and dried up the rain
Itsy Bitsy spider climbs the spout again

小小蚂蚁爬呀爬，爬上了豆芽
雨水滴滴又嗒嗒，蚂蚁摔倒了
太阳公公笑一笑，蚂蚁站起来
什么事也不要怕，继续往上爬

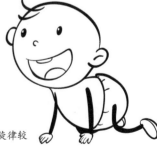

*注：本书所列中文、英文儿歌不是一一对照关系，因旋律较
　　好同列一起，供各位参考使用。下同。

扫码观看"甜梦儿"视频
（密码：12345）

二 甜梦儿

很多用母乳喂养的妈妈喜欢用自己的乳头作为安眠工具，孩子不想睡、或者半夜醒来哭闹，妈妈条件反射的马上掀开衣服，把乳头迎上去宝宝的嘴巴。好了，吃了两口，宝宝又再安睡了，你自觉用了最轻巧细微的动作把乳头移开，再小心翼翼像解除炸弹一样轻轻的把孩子放到床上，然而"哇～哇～哇～"，还是一沾床便炸开了。人肉摇篮和人肉安慰奶嘴，看似温馨，但长远只会造成妈妈严重睡眠不足，或宝宝不能自己安宁睡觉的家庭矛盾。我建议妈妈们最好未雨绸缪，在孩子新生儿时期，便使用"甜梦儿"组合。

这个组合以增加宝宝睡眠深度为主要目的，有极佳的安神作用，你可以选择在晚上或午间的睡前或入睡后进行。组合内有五个手法，你可按宝宝惯常睡姿选择一个或多个手法重复操作，直至宝宝安静入睡或睡得很深沉后才停止。

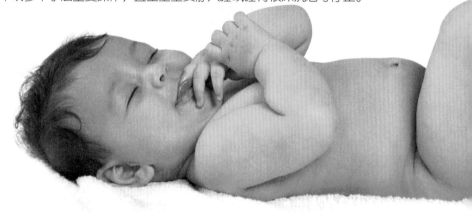

①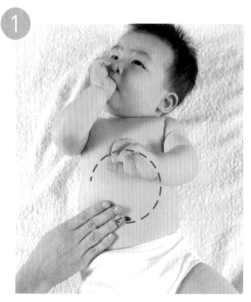

摩腹

位置：腹部。

操作：用你的手掌轻柔和缓地以顺时针方向行摩法。看到宝宝眼帘下垂，开始有睡意时，减慢摩腹速度，慢慢以掌心盖住肚脐，行振法半分钟。

功效：防治消化不良，提高免疫力，增强抵御外邪的能力，规律而轻柔的手法，让宝宝很有安全感，睡得特别香甜。

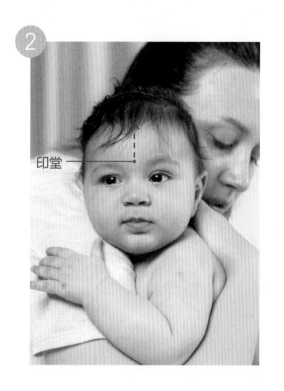

印堂 ——

开天门

位置：从印堂（两眉之间中点）至前发际之直线。

操作：先在印堂揉50下，再以两拇指交替从印堂到前发际行推法，如果宝宝心情烦躁难以入睡，你可抱起他，用手掌盖着头顶，以单手拇指开天门，以轻柔手法帮助宝宝安睡，注意当孩子心情好转便放下他，然后才继续推拿。

功效：疏风解表，开窍醒脑，镇静安神。

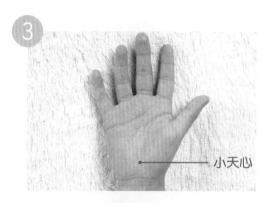

小天心

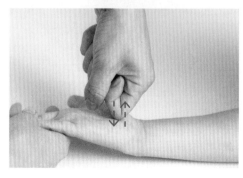

捣小天心

位置：手掌根部，大小鱼际交接之凹陷处。

操作：以食指第一指间关节行捣法。

功效：祛心经之热，镇静安神。防治小儿惊风、夜啼、目赤肿痛、口舌生疮。

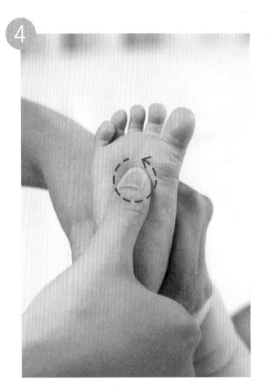

揉擦涌泉穴

位置：足掌心前1/3与后2/3的交界，当脚趾往下蜷曲时足底出现的凹陷处。

操作：以拇指行揉法和用手掌行擦法。

功效：涌泉是肾经要穴，常按可滋阴补肾，促进生长发育，兼有安神的效果。

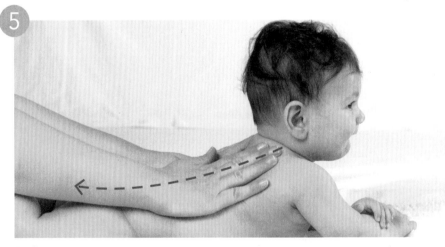

扫背

位置：背部。

操作：宝宝俯卧在床，注意宝宝呼吸是否顺畅，以手掌在宝宝背部缓慢地行扫法，从肩膀扫到臀部。

功效：背部有督脉，属脑络肾，脊柱两旁有贯通五脏六腑的膀胱经，从上以下扫可以清脏腑内热，调和阴阳。

建议配合"甜梦儿"的儿歌

Sleep, baby, sleep
Your papa tends the sheep
Your mama shakes the dreamland tree
down falls a little dream for thee
Sleep, baby, sleep
Sleep, baby, sleep
Your papa tends the sheep
Your mama shakes the dreamland tree
down falls a little dream for thee
Sleep, baby, sleep
Sleep, baby, sleep
Sleep, baby, sleep

宝宝累了吧
数一数羊爸爸
妈妈摇摇梦中大树
树叶掉下变了棉被子
宝宝睡了吧
宝宝累了吧
数一数羊爸爸
妈妈摇摇梦中大树
树叶掉下变了棉被子
宝宝睡了吧
宝宝累了吧
宝宝睡了吧

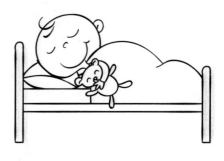

我应该在宝宝每次睡眠之前，都为他进行甜梦儿推拿吗？

　　睡前进行推拿可以让宝宝有安全感而且睡得特别踏实，我建议在晚上睡觉前进行这个手法，至于午睡前则可偶尔为之。中午不需要每次都做，这样可以避免造成宝宝过分依赖推拿来帮助入睡。你可以加入不同的安眠手段，例如摇摇睡床，或者放他在宝宝车上推他散步一会，或是播放他喜欢的摇篮曲等。

扫码观看"肚皮乖"视频
（密码：12345）

三　肚皮乖

小儿生理特点之一是脾常不足，所以经常出现脾胃不适，此组合可以调理胃肠，用于防治腹痛、胀气、便秘、腹泻及其他慢性消化系统问题。注意组合内某些手法的方向，针对宝宝便秘或腹泻有顺逆之分，如果无明显的差别，你可以顺逆方向交替进行即可。

严重腹泻会容易有脱水，妈妈要密切观察孩子有无囟门凹陷、啼哭无泪、口唇干裂、小便量少等症状。假如宝宝腹泻次数较多，伴呕吐、发热、精神欠佳、抽搐甚至神志不清等情况时，必须马上就医，以免发生危险。

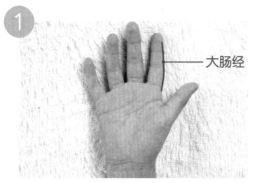

大肠经

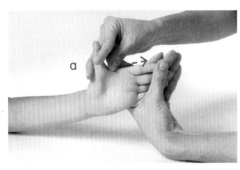

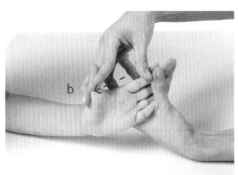

清大肠、补大肠

位置：大肠经，位于食指桡侧缘，自指尖至虎口成一直线。

操作：用拇指行推法，从宝宝虎口推向指尖可防治便秘（a）；从指尖推向虎口可防治便溏和腹泻（b）。

时间：1分钟。

功效：促进胃肠正常蠕动，防治便秘、腹泻、腹痛。

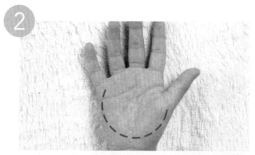

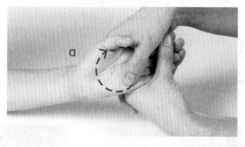

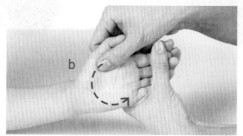

运水入土、运土入水

位置：掌面，从小指根至拇指根，沿手边缘成一弧线。

操作：用你的拇指行运法，从宝宝小指经小天心运至拇指可防治便秘（a）；反之为运土入水，从拇指运向小指可防治腹泻（b）。

时间：1分钟。

功效：调理胃肠功能。

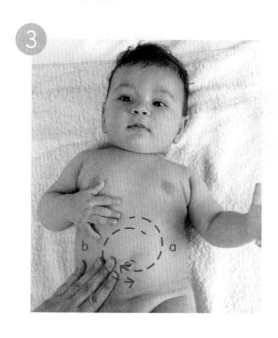

摩腹

位置：腹部。

操作：以手掌行摩法，顺时针方向可防治便秘（a），逆时针方向防治腹泻（b）。如果宝宝排便正常，两个方向交替施行。

时间：1分钟。

功效：防治消化不良，提高免疫力，增强抵御外邪的能力。

4

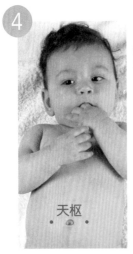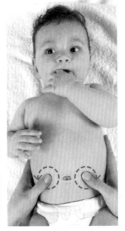

天枢

揉天枢

位置：肚脐左右旁开2手指寸。
操作：右拇指以顺时针方向、左拇指以逆时针方向行揉法。
时间：30秒。
功效：理气消滞，双向调节，防治便秘、腹胀、腹泻、呕吐等。

5

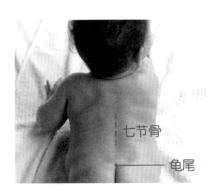

七节骨

龟尾

推七节骨 + 揉龟尾

位置：七节骨（第4腰椎至尾椎上端成一直线），龟尾（尾椎骶骨末端）。
操作：以食指先在龟尾行揉法，然后以食指和中指在七节骨行推法，从下往上推止泻（a），从上往下推通便（b）。如排便正常的，两个方向交替施用。
时间：揉龟尾15秒，推七节骨30秒。
功效：揉龟尾能通调督脉经气，调理大肠功能；七节骨从下往上推温阳止泻，从上往下推泻热通便。

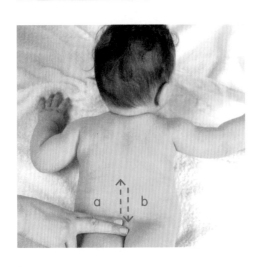

6 摇滚乐

位置：双腿。

操作：轻轻抓住宝宝小腿，屈曲双膝，将宝宝下肢向左右两侧摇摆，然后把双腿推向小肚子再伸直。

次数：6回。

功效：促进消化、防治肠痉挛和便秘。

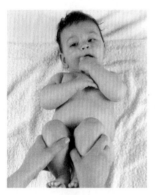
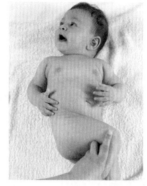
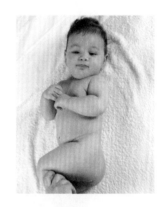

建议配合"肚皮乖"的儿歌

Tommy Winne Mark and Sandy
David Angel Peggy and Joe
All the world's yummies and
all that you eat
I wish you always a healthy tummy

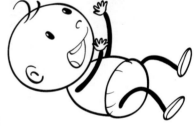

肚皮上有一只眼睛，就像天上闪亮星星
先看看爸爸，再看看妈妈，肚皮乖乖了才开开心心

什么是肠痉挛（Colic）？

　　肠痉挛在国内儿科很少提及，但国外医生会把婴儿因不明原因而严重哭闹的症状诊断为肠痉挛，通常宝宝从三周到六周时情况最厉害。常见症状为大哭、脸部涨红、不想喝奶、挺腰蹬腿，状似十分痛苦，并伴随大量的屁。西方医学界通常认定这与婴儿不成熟的消化系统有关，但至今尚未找出确切的病因。如果你怀疑宝宝可能有肠痉挛，除了爱可揉推拿外，你还可以使用以下方法去舒缓宝宝的不适：

　　☆ 授母乳的妈妈要注意饮食，不吃辛辣或豆类等易产气食品；

　　☆ 奶粉喂养可尝试深度水解奶粉；

　　☆ 每次不要喂得太快太饱，喂完奶后也必须拍嗝，帮助宝宝排出胃中气体；

　　☆ 瓶喂要注意奶瓶方向，尽量不要让宝宝吸入太多的气体；

　　☆ 宝宝哭闹厉害时，可以纵向抱起宝宝，防止宝宝吸入过多空气，也可放在小推车中来回走动，或给宝宝洗个温水澡。

四 开胃王

溢奶、吐奶、腹胀和打嗝是常见的婴儿消化系统毛病，如果不影响宝宝进食和正常发育，妈妈是不用过分担心的。但如果持续无改善，甚至影响食欲的话，则必须及时处理。

正常宝宝哺乳完毕，扫过风打过饱嗝后，不会呕吐和胀气。这是因为胃气下行，顺利推送食物到肠道进行消化吸收。一旦胃失和降，胃气上逆，就会产生以上症状。

"开胃王"组合能调和脾胃，强化脾胃运化机能，消积滞，促进营养消化和吸收。经常使用可助宝宝防治常见消化系统毛病，而且促进食欲、利于规律排便。如果配合"免疫强"和"肚皮乖"一起操作，效果加倍显著。

1

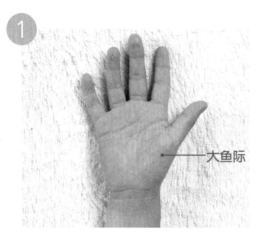

————大鱼际

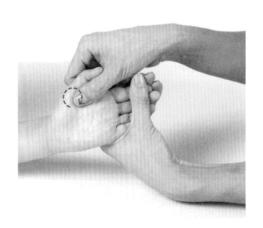

揉板门

位置：大鱼际中点。
操作：用拇指行揉法。
时间：1分钟。
功效：健脾和胃，消食化滞，防治吐奶、腹胀和打嗝。

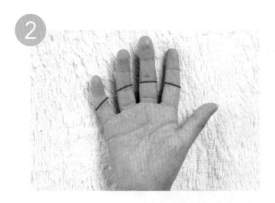

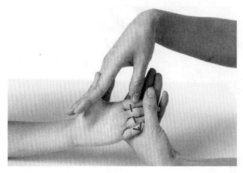

推四横纹

位置：掌面，食、中、无名和小指的第一指间横纹。

操作：用拇指行推法，宝宝四指并拢从食指推向小指。

时间：1分钟。

功效：调理胃气，促进食欲。

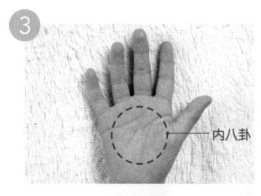

内八卦

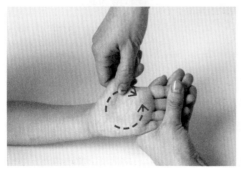

运内八卦

位置：以手掌中心为圆心，圆心至中指根上2/3为半径之圆周。

操作：以拇指行运法，顺时针和逆时针方向交替。

时间：1分钟。

功效：化痰平喘，理气和中，防治呕吐、腹胀、厌食。

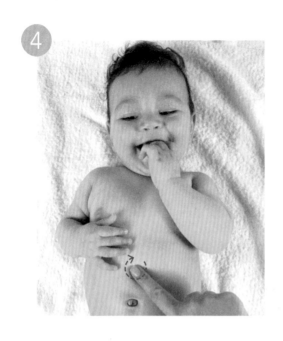

揉中脘

位置：胸骨下端和肚脐连接线中点。

操作：以食指或中指行揉法。

时间：30秒。

功效：调中和胃，消食化积。

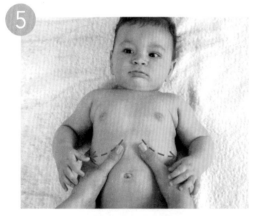

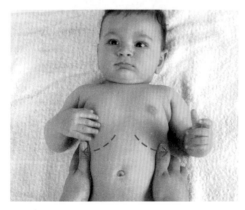

分推腹阴阳

位置：沿胸骨下端至两侧肋骨下缘。

操作：两拇指指腹从胸骨下端起，分别朝两边沿肋弓下缘行分推法。

时间：1分钟。

功效：调理胃气，促进消化功能。

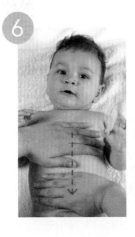
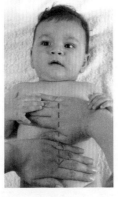

水车轮

位置：腹部。
操作：用左右手掌，由上至下交替行扫法。
时间：1分钟。
功效：调理胃气，按摩肠道。

建议配合"肚皮乖"的儿歌

Pat-a-cake, pat-a-cake, Baker's man
Bake me a cake as fast as you can
Pat it, and prick it, and mark it with B
Put it in the oven for baby and me
For baby and me
For baby and me
And there will be
plenty for baby and me

做蛋糕，做蛋糕，小厨师
香喷喷，香喷喷，真好吃
轻轻打，轻轻揉，面团和好
放进烤箱里面不要焦急
不要着急，不要着急
我烤好了蛋糕，这味道真好

宝宝经常吐奶，是否正常？

小儿出生时胃容量小，胃贲门括约肌薄弱，未能有效关闭，导致内容物容易反流，加之鼻咽部发育不全，空气容易进入胃部，所以偶尔出现吐奶属于正常情况。若因为胃食管反流（GERD），食道、胃或肠道阻塞而出现吐奶，则属严重疾病。如发觉宝宝有以下或其他不明状况，应及时到医院诊断：

☆ 出现嘴唇干裂、囟门下陷或排尿减少等脱水症状；
☆ 拒绝喂食；
☆ 喂食时咳嗽或作呕；
☆ 喷射式呕吐；
☆ 吐出绿色或褐色呕吐物；
☆ 持续泄泻；
☆ 高热（38℃及以上）；
☆ 腹胀；
☆ 不停啼哭，难以入睡。

五 降温宝

小儿处于生长发育过程中，生理和病理特点均与成人不一样，其中有两点与发热是密切相关的。其一是"小儿体禀纯阳"，阳气偏盛，有如旭日初升，发育迅速，生病时也多见热证或阳证，如刘河间所说的"大概小儿病在纯阳，热多冷少也"。所以一生病，便多见发热症状。其二是小儿肌肤嫩薄，卫外功能较差，这就是肺常不足的生理特点。如果遇上季节变化寒热不知自调，又或者开始上学有环境转变，都会容易受外邪伤害，感邪后易从火化，便会出现发热。

针对上述的小儿生理特点，"降温宝"能平衡阴阳，强化肺卫之气，只要宝宝感觉舒服，你就可以适当增加操作时间，建议用姜葱水、薄荷水或一般的温水作为介质，让水在挥发时顺带帮助身体散热。你应该多让宝宝补充水分，多喝水或稀释的鲜果汁，或者在做完"降温宝"推拿后来一次温水浴。

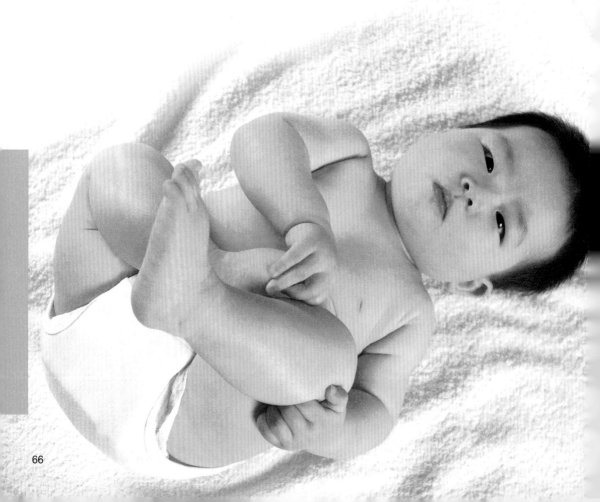

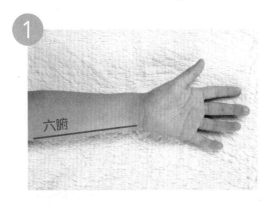

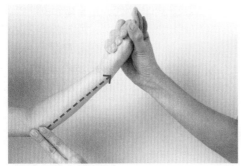

退六腑

位置：前臂尺侧缘，自肘横纹至腕横纹成一直线。

操作：以拇指行推法，从肘推向腕。

时间：1分钟。

功效：泻热、解毒、凉血。

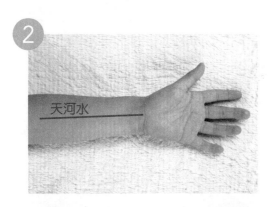

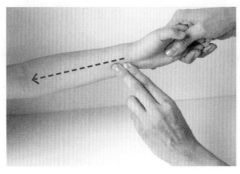

清天河水

位置：前臂内侧正中，自肘横纹至腕横纹成一直线。

操作：以食指和中指行推法，从腕推向肘。

时间：1分钟。

功效：清热泻火。

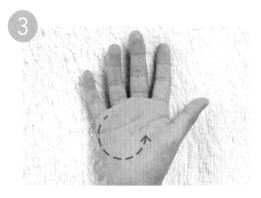

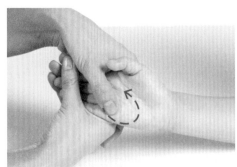

水底捞明月

位置：自小指根经过小鱼际，小天心，止于掌心的曲线。

操作：用拇指自宝宝的小指根起，沿小鱼际推至小天心（掌根大、小鱼际相接处），转入内劳宫处，做捕捞状，后一拂而起。操作前在宝宝手掌蘸上温水，边推边吹凉气，有助降温。

时间：1分钟。

功效：退热。

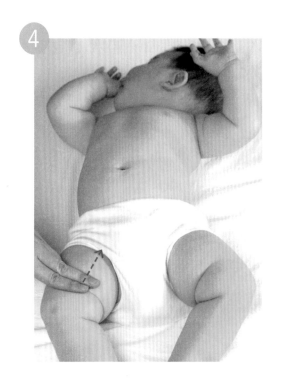

推箕门

位置：大腿内侧，自髌骨上缘至腹股沟成一直线。

操作：以食指和中指行推法，自髌骨上缘推向腹股沟，直至皮肤潮红。

时间：左右大腿各半分钟。

功效：清热利尿。

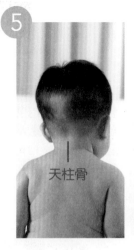
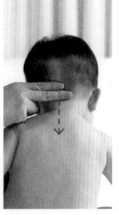

天柱骨

清天柱骨

位置：自颈后发际正中至肩膀水平为止的直线。

操作：以食指和中指从上往下行推法。

时间：1分钟。

功效：祛风清热，降逆止呕。

 建议配合"降温宝"的儿歌

Rub a dub dub
Baby Rob in a tub;
And who do you think you will be
The doctor the banker
The mobile game maker
You will be whatever you dream

Rub a dub dub
Baby Rob in a tub;
And who do you think you will be
Professor or lawyer
A Rock-star or dancer
You will be whatever you dream

洗洗刷刷
宝宝嘻嘻哈哈
快快乐乐清清爽爽
那手手也凉快呀脚脚也凉快呀
从头凉快到脚丫

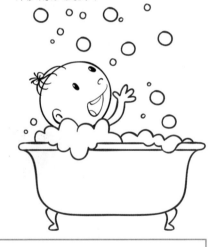

 小提示

什么情况下宝宝发烧需要特别注意？

发热是婴幼儿不适时的常见症状，一般经过正确护理和药物治疗后都能退热。但是，发热也可以是更为严重的疾病的征兆，当宝宝体温持续超过38.5℃，或伴随严重的呕吐、泄泻、斑疹、抽搐、癫痫发作等症状，以及任何你不能确定的症状时，必须马上咨询你的医生。

扫码观看"通气灵"视频
（密码：12345）

 通气灵

当宝宝患上伤风感冒或过敏性鼻炎时，经常可见鼻痒、鼻塞、流涕、打喷嚏，分泌物可能流入并刺激咽部而引起咳嗽，或凝聚于肺引起痰鸣。这些症状均会使宝宝感觉十分不适，出现食欲不振和眠差易醒，不但日常生活质量大打折扣，生长发育也受影响。妈妈可以用通气灵舒缓症状并增强宝宝抵抗力，可有效缩短康复时间。

1

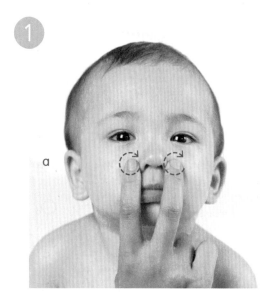

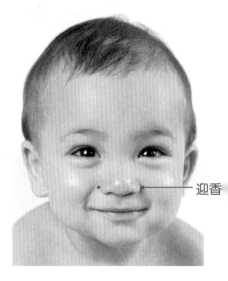

迎香

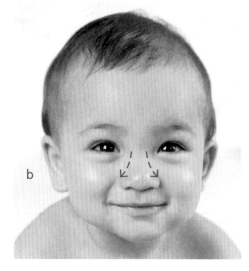

揉迎香

位置：鼻唇沟中，平鼻翼外缘中点处。

操作：用食指和中指在迎香行揉法（a）；然后双手拇指或大鱼际桡侧从宝宝鼻梁两侧自上而下行扫法（b）。

时间：每个手法各30秒。

功效：通鼻塞、摄涕。

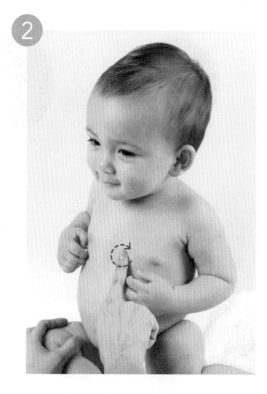

揉按膻中

位置：两乳头连线中点。
操作：以拇指或中指行按揉法。
时间：30秒。
功效：理气顺气，止咳化痰。

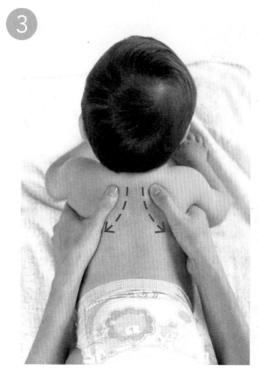

分推肩胛骨

位置：双肩胛骨内缘骨缝弯月形曲
线。
操作：以拇指沿弯月形曲线行分推
法，从上推向下。
时间：1分钟。
功效：宣肺镇咳。

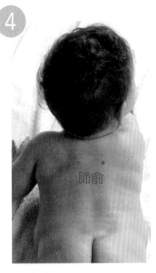 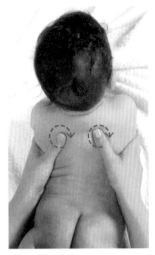 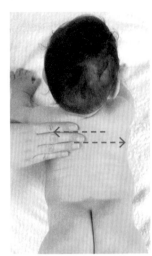

4

揉肺俞

位置：第3胸椎棘突下旁开1.5手指寸。

操作：以双手拇指行揉法和用手掌行擦法，两者交替进行。

时间：各30秒。

功效：强健肺卫之气，止咳化痰。

5

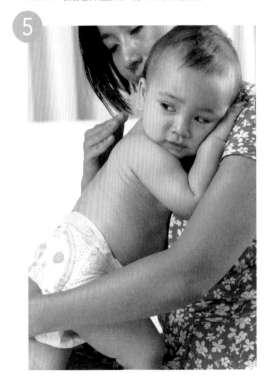

拍背

位置：背部。

操作：用手掌在背部轻轻行拍法。

功效：利用轻微震荡把堵在肺部的痰涎拍松，使容易排出。

时间：1分钟。

注意：不要大力拍打脊柱和腰部。此外，在行拍法时宝宝可能会咳嗽，这表示痰涎已被拍松，较容易吐出。

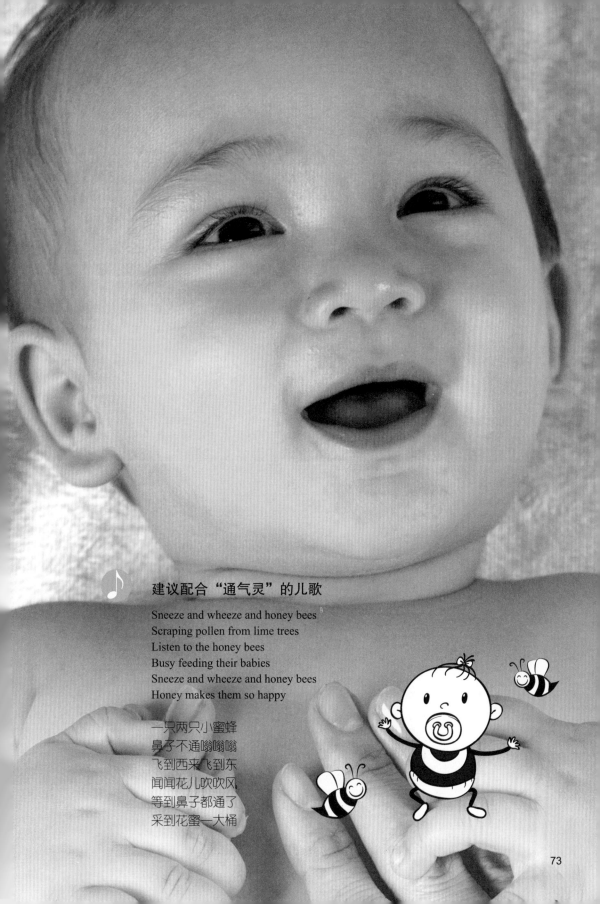

建议配合"通气灵"的儿歌

Sneeze and wheeze and honey bees
Scraping pollen from lime trees
Listen to the honey bees
Busy feeding their babies
Sneeze and wheeze and honey bees
Honey makes them so happy

一只两只小蜜蜂
鼻子不通嗡嗡嗡
飞到西来飞到东
闻闻花儿吹吹风
等到鼻子都通了
采到花蜜一大桶

扫码观看"滑嘟嘟"视频

（密码：12345）

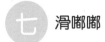

七　滑嘟嘟

宝宝皮肤娇嫩，尤其是初生第一年，很容易会出各种各样的小疹子。因为宝宝的皮肤还在发育阶段，所以未能有效抵御外界的刺激物或邪气。比如常见的尿疹，就是由于在潮湿和不断摩擦的情况下，尿液和粪便中的细菌分解出有刺激性的氨而引起的。一般勤换尿布，保持宝宝的屁屁清洁干爽，情况便能得到改善。

湿疹是另一种小儿常见皮肤病。中医认为小儿湿疹的病因，内因是父母嗜食肥甘辛辣，宝宝在胎中已经蕴生热毒，或是母乳喂养的宝宝因妈妈饮食过于丰盛而聚湿生热，又或是天生体质就是脾胃湿盛；外因可以是接触异物或感受风湿外邪。当内外邪相合便会发于皮肤表面，皮疹可见于两颊、下颌、头皮，甚至蔓延至颈、四肢及全身，很多时会随着年龄增长而改变部位。湿疹形态不一，红斑、丘疹、疱疹、渗液、结痂、脱屑都可以见到，特点是反复发作，瘙痒以至影响睡眠。多见于人工喂养宝宝，6个月至5岁是多发期，也有些迁延不愈而发展为成人的慢性湿疹。

西方医学对湿疹病因的解释是遗传与环境因素，很多时候会让家长去查过敏原，但我们周围环境中可致敏的东西何止千万种，而实验室能检查的项目有限，所以真的是防不胜防。医生多数情况下会建议家长们等等看，希望随着孩子年龄增长，对之前的过敏原能耐受了，情况便会改善或自愈，但是看着自己宝宝痒的把皮也抓破，妈妈实在难过啊。

湿疹病的罪魁祸首就是湿，湿是阴邪，黏滞缠绵，阻遏气机。根据中医理论，祛湿应从肺和脾两大系统着手。肺主皮毛，又负责通调水道，强健肺卫之气是首要条件。再来是健脾胃，帮助运化水湿，然后清清内热，以免湿和热结成党羽，导致烦热瘙痒。爱可揉的"滑嘟嘟"就是针对性地强化这些系统功能，并配合局部止痒，如果能配合"免疫强"一起坚持做一段时间，效果会更为显著。

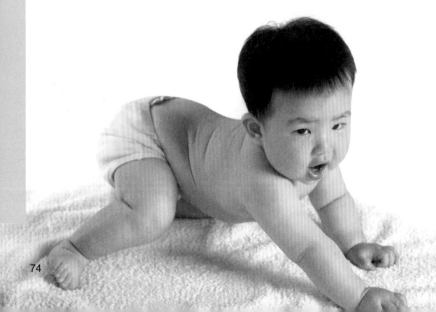

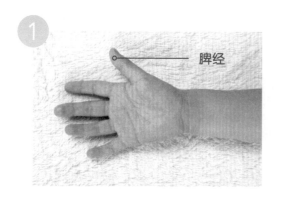

脾经

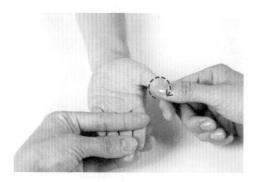

补脾经

位置：拇指螺纹面。

操作：用拇指以顺时针方向，使用旋推法。

时间：1分钟。

功效：促进脾运化功能，清热利湿，还能增强食欲及营养吸收。

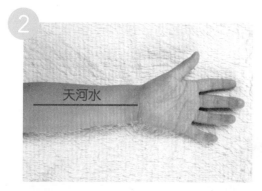

天河水

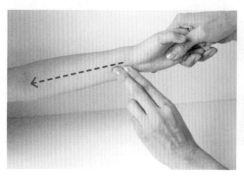

清天河水

位置：位于前臂正中，自腕至肘成一直线。

操作：用食指和中指行推法，从腕推向肘。

时间：1分钟。

功效：清热解表，缓解因内热引致的肌肤失养。

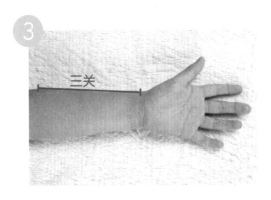

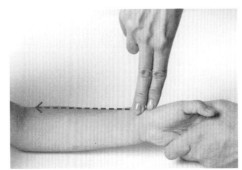

推三关

位置：前臂桡侧自腕到肘成一直线。

操作：以食指和中指行推法，从腕推向肘。

时间：1分钟。

功效：温阳行气，升提透疹。

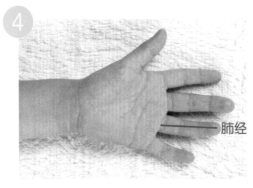

清肺经*

位置：掌面，无名指指端到指根。

操作：以拇指行推法，从指端推向指根。

时间：1分钟。

功效：卫外固表，滋养皮肤。

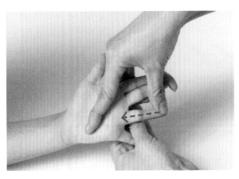

*注：关于清肺经的方向，作者是师承海派儿科推拿，依从中医传统经络理论，肺经走向从胸口开始走向手指尖，清肺经属泻法，从古以来都是逆经为泻，顺经为补，所以海派的清肺经，是逆经从指尖到指根。

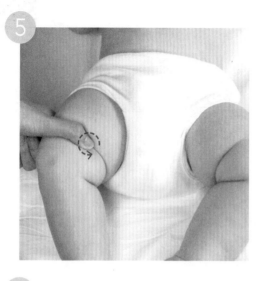

揉百虫窝

位置：髌骨内上缘3寸。
操作：以拇指行揉法。
时间：左右两腿各30秒。
功效：凉血祛湿，缓解瘙痒。

6　振抚疹子

位置：出疹部位。
操作：视乎患处的面积，用手掌或手指行振法。
时间：每个部位约15秒。
功效：止痒。

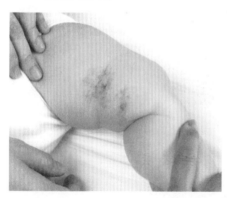
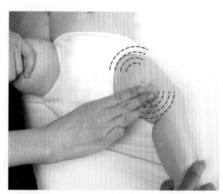

♪　**建议配合"滑嘟嘟"儿歌**

Head and shoulder knees and toes
Knees and toes, knees and toes
Cheeks and ears and chin and nose
What a lovely silky rose

脑袋肩膀小肚肚，摸一摸，滑嘟嘟
脸蛋耳朵小鼻子，皮肤嫩嫩小花朵

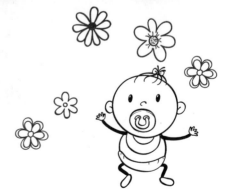

扫码观看"智多星"视频

（密码：12345）

八 智多星

宝宝生长发育速度惊人，大脑体积在第一年翻倍，头三年可达成年人的80%。西方很多研究报告指出，父母抚触宝宝，可以帮助增加宝宝脑内海马体的大小，这个东西被认为与记忆力、专注力以及学习能力成正相关，对日后孩子的学习能力大有帮助[5]。这也是为什么我经常鼓励妈妈在宝宝三岁前要把握时机，以爱可揉促进宝宝的大脑发育的原因之一。

当妈妈操作"智多星"组合时，手法应柔和，无需用任何介质，如果你选择用油，则必须避开眼睛，另外切记不能用力揉按囟门。假如你没有信心去触摸宝宝的头部，你可以稍等一段时间再学做智多星的手法。智多星的手法对发热、鼻炎的宝宝也很有好处，妈妈可以灵活应用。

①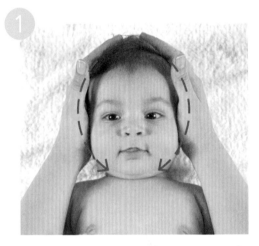

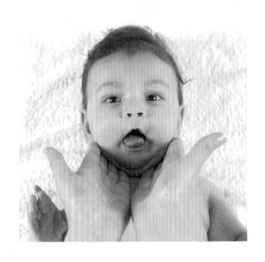

摸摸头

位置：头部。
操作：以双手掌从宝宝头顶、脸部至下巴行扫法，动作缓慢轻柔。
次数：5～9回。
功效：放松脸部肌肉。

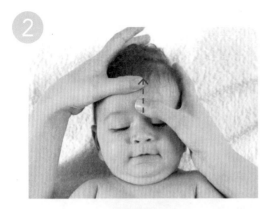

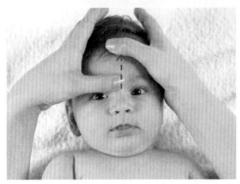

开天门

位置：从两眉正中至前发际之直线。

操作：以两拇指交替行推法。

时间：1分钟。

功效：疏风解表，开窍醒脑，镇静安神。

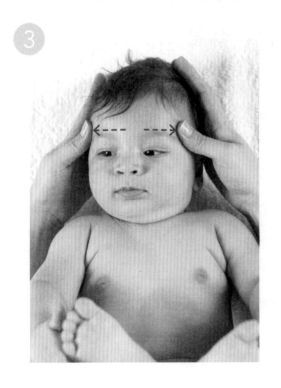

推坎宫

位置：自眉头起沿眉梢成一横线，左右对称。

操作：以两拇指从眉心向眉梢行分推法。

时间：1分钟。

功效：疏风解表，醒脑明目，止头痛。

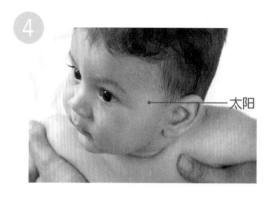

④ ————太阳

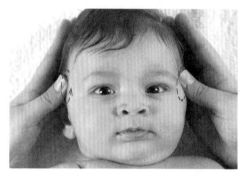

运太阳

位置：外眼角与眉梢连线中点后方
凹陷处。
操作：以拇指行运法。
时间：1分钟。
功效：疏风解表，清利头目。

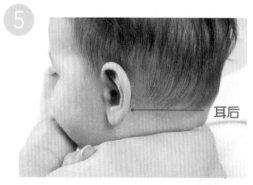

⑤ ————耳后

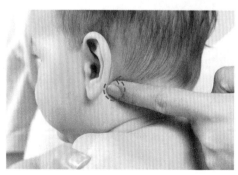

揉耳后高骨

位置：耳后乳突下约一寸的凹陷
处。
操作：视宝宝的姿势，用拇指、食
指、中指或任何组合行揉法。
时间：1分钟。
功效：祛风解表，镇惊安神。

6

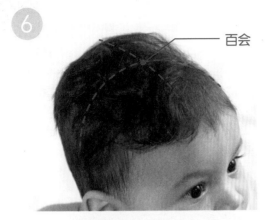

百会

揉百会

位置：在头顶，两耳尖连线的中点处。

操作：以拇指或食指行揉法。

时间：半分钟。

功效：手三阳经与督脉交汇处，息风醒脑，回阳固脱。

注意：宝宝前囟门一般于18个月才闭合，切记务必避开。如有疑问，可省略此手法，或先咨询医生，确定宝宝囟门位置。

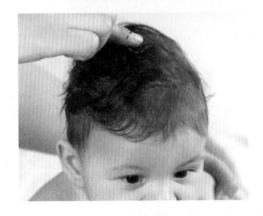

 建议配合"智多星"儿歌

Baby dolphin, baby dolphin
Learn to swim, learn to swim
Pitter patter water, pitter patter water
Oh I see, oh I see

Baby rabbit baby rabbit
Learn to dance, learn to dance
Tippity tappity, Tippity tappity
Oh I see, oh I see

Baby Cuckoo baby Cuckoo
Learn to sing learn to sing
Cuckoo, cuckoo, cuckoo, cuckoo,
cuckoo, cuckoo
Oh I see, oh I see

海豚宝宝，海豚宝宝
学游泳，学游泳
哗啦哗啦哗啦，哗啦哗啦哗啦
明白啦，学会啦

白兔宝宝，白兔宝宝
学跳舞，学跳舞
踢踏踢踏踢踏，踢踏踢踏踢踏，
明白啦，学会啦

布谷鸟宝宝，布谷鸟宝宝
学唱歌，学唱歌

布谷布谷布谷，布谷布谷布谷
明白啦，学会啦

扫码观看"棒棒骨"视频

（密码：12345）

九 棒棒骨

　　妈妈们经常会把宝宝的情况，对照生长发育参照标准表，看看身高、体重是否达标，大动作、精细动作是否协调。宝宝生长神速，一般在第四个月时的体重就已经差不多翻一倍了，一岁时更差不多是出生体重的三倍。作为妈妈，你有什么方法可以帮助宝宝在每一个发育里程上，都不会落后于人？

　　生长发育是一个复杂的过程，当中包含了多种人体荷尔蒙的分泌以及其促成的生化作用，影响的因素众多。但除了遗传基因是我们改变不了的事实之外，后天的营养、运动、睡眠、成长环境等方面，妈妈都能积极地给予帮助，帮孩子长个儿。

　　如果以中医理论来看，生长发育全赖先天之气与后天之气相配合，肾为先天之本，脾为后天气血生化之源，所以要脾肾两脏健壮，孩子才能长得高，长得健康。

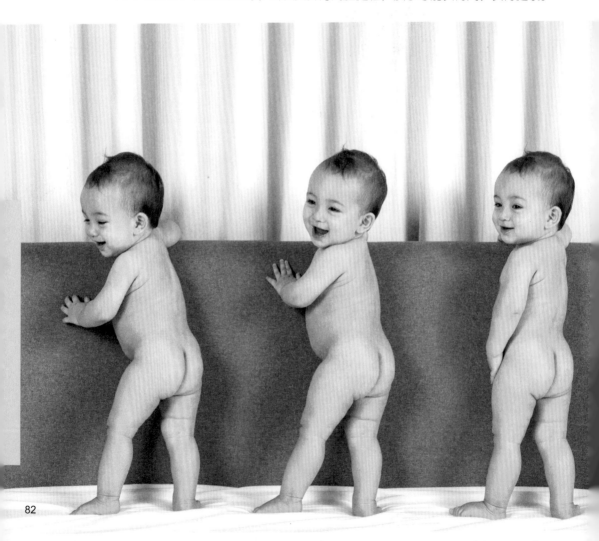

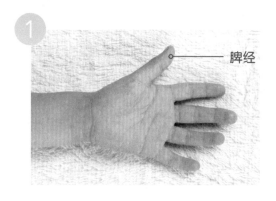

脾经

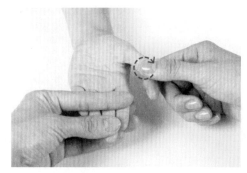

补脾经

位置：拇指螺纹面。
操作：用拇指以顺时针方向，使用旋推法。
时间：1分钟。
功效：促进脾胃运化机能，增强食欲及营养吸收。

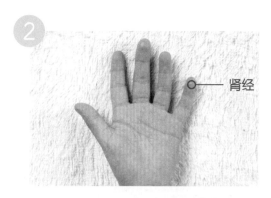

肾经

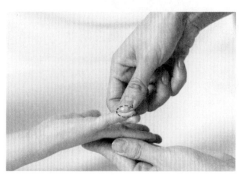

补肾经

位置：小指螺纹面。
操作：用拇指以顺时针方向，使用旋推法。
时间：1分钟。
功效：补肾壮骨，促进发育。

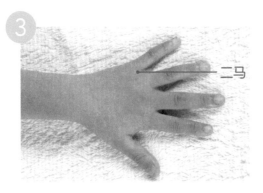

—二马

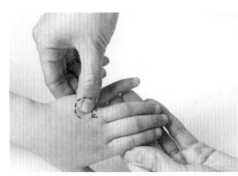

揉二马

位置：手背无名指及小指掌指关节后凹陷中。

操作：以拇指行揉法。

时间：1分钟。

功效：滋阴补肾，促进发育，更有止汗之功。

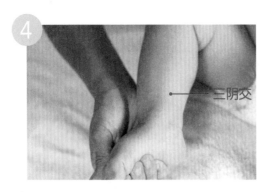

———三阴交

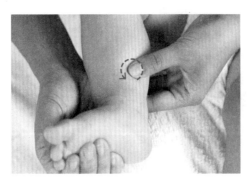

揉三阴交

位置：内踝直上3寸，在胫骨后缘凹陷中。

操作：以拇指行揉法。

时间：1分钟。

功效：肾经、脾经和肝经交汇处，健脾保肾养肝，促进发育。

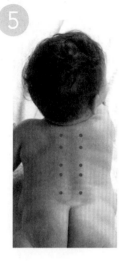
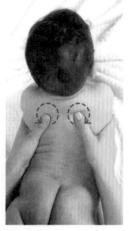

⑤ 揉背俞

位置：背部膀胱经，脊柱两侧旁开1.5寸，从肩至腰骶部的直线。

操作：以拇指顺着膀胱经行揉法，刺激从肩部至腰骶部的多个背俞穴。

时间：1分钟。

功效：背俞穴是五脏六腑在背部的反射点，有效调节各脏腑气机，补虚泻实。

⑥ 扫背

位置：背部。

操作：以手掌行扫法，从肩往臀。

次数：5～9回。

功效：放松背部肌肉。

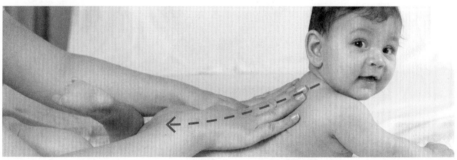

 建议配合"棒棒骨"儿歌

Out in the garden, one fine day,
With my ball, I went to play!
I bounced it right, I bounced it left,
I bounced it well on one fine day!

Out in the garden, one fine day,
With my kite, I went to play!
I flew it right, I flew it left,
I flew it high way up on the sky!

蓝蓝的天空青草地
拿起小皮球抛向你
跑到右边又跑向左
跑到去天边彩虹里

懒懒的夏天微风吹
小风筝在飞你在追
飞到右边又飞到左
飞到太空去看烟火

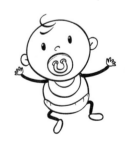

扫码观看"牙仙子"视频

（密码：12345）

 牙仙子

　　乳牙从4～10个月开始萌出，你会发现宝宝有表现出流口水、经常咬东西、牙龈肿、烦躁不安、入睡难或睡不安稳等的症状。除了使用婴儿牙胶和冰毛巾冷敷外，现在介绍一个"牙仙子"推拿组合，可以帮宝宝缓解出牙的不适。

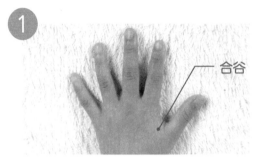

合谷

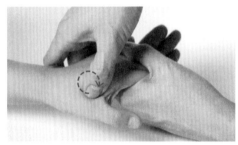

按揉合谷

位置：手背虎口处，第一、二掌骨间，第二掌骨桡侧缘中点处。
操作：以拇指交替行按法和揉法。
时间：1分钟。
功效：祛风解表，镇静止痛。

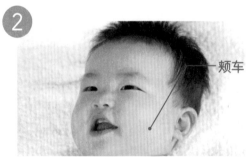

颊车

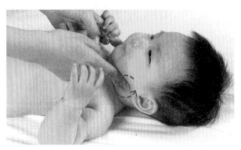

揉颊车

位置：下颌角前上方一横指，咀嚼时咬肌隆起处。
操作：以食指行揉法。
时间：1分钟。
功效：健齿止痛。

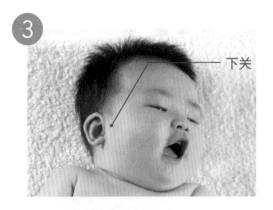

③ ——下关

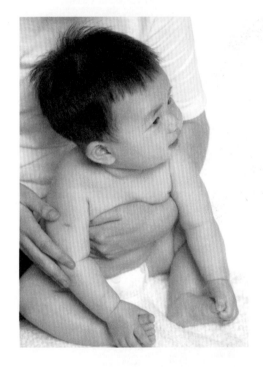

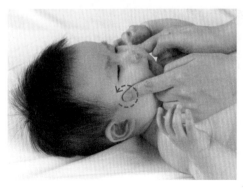

揉下关

位置：面部耳前方，颧弓与下颌切迹所形成的凹陷中，张口时凹陷处会隆起。

操作：以食指行揉法。

时间：1分钟。

功效：疏风活络，消肿止痛。

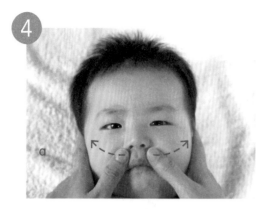

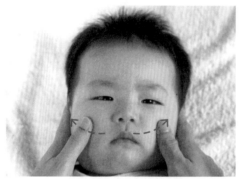

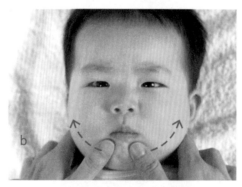

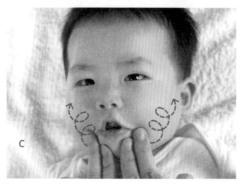

笑嘴巴

位置：口部周围。

操作：用拇指放在宝宝上唇嘴角（a），向外推成微笑状（b），然后沿下颌从下往上行揉法（c）。

时间：1分钟。

功效：舒缓口周及牙龈不适。

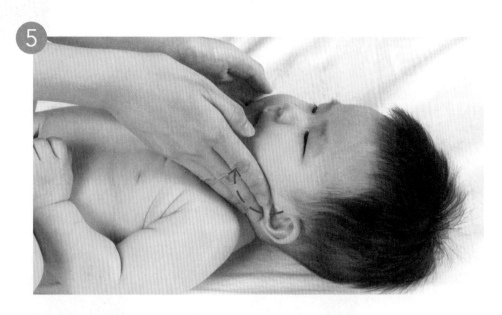

洗面孔

位置：脸颊和耳朵。

操作：双手轻柔地行扫法，从宝宝脸颊经过下颌角并在下巴会合。

时间：1分钟。

功效：舒缓脸颊周围及牙龈不适，按摩淋巴。

 建议配合"牙仙子"儿歌

When you're happy and you know it show your teeth
When you're happy and you know it show your teeth
When you're happy and you know it, then your face will surely show it
When you're happy and you know it show you teeth

If you're happy and you know it show your teeth
If you're happy and you know it show your teeth
If you're happy and you know it, then your face will surely show it
If you're happy and you know it show you teeth

如果开心你就张嘴嘎嘎笑
如果开心你就张嘴嘎嘎笑
如果开心你就张嘴数数牙牙又多一只
如果开心你就张嘴嘎嘎笑

如果开心你就张嘴嘎嘎笑
如果开心你就张嘴嘎嘎笑
如果开心你就张嘴数数牙牙又多一只
如果开心你就张嘴嘎嘎笑

扫码观看"收势"视频
（密码：12345）

Ⓒ 爱可揉完美收势

当你做完最后一个手法，你可以使用拿肩井作为结束的收势，宣通气血、升提气机。肩井位于第7颈椎棘突下（即是低头时最突出的骨头）与肩峰端（肩胛骨最外侧）连线的中点。

然后你便可以尽情地亲吻宝宝，这是简单而重要的一步，因为这一举动可以增加宝宝对推拿的好感，连同起手式"隐身衣"及各个组合手法，让每次操作爱可揉都能带给你和宝宝一次增进亲子情谊和促进宝宝健康发育的完美体验。

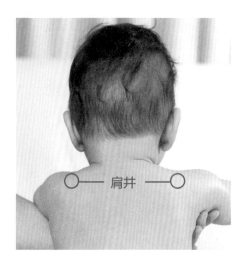

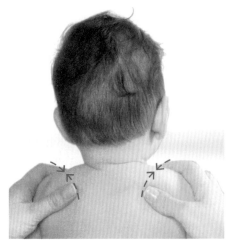

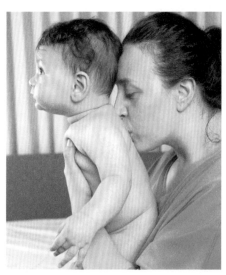

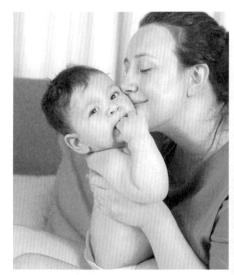

随处揉——足底按摩及手指舞

　　某些爱可揉手法无需宝宝平躺在床上进行，所以只要你和宝宝喜欢，基本上可以随时随地"随处揉"。以下是一些可以进行推拿的场景，但你绝对可以自由发挥，找到适合你生活方式的时间地点来"随处揉"。

☆ 举家开车出游时，宝宝坐在婴儿汽车座椅上；
☆ 在餐厅等候上菜时；
☆ 外出购物时，宝宝在婴儿背带里；
☆ 在医院等候健康检查时；
☆ 游泳之前或之后。

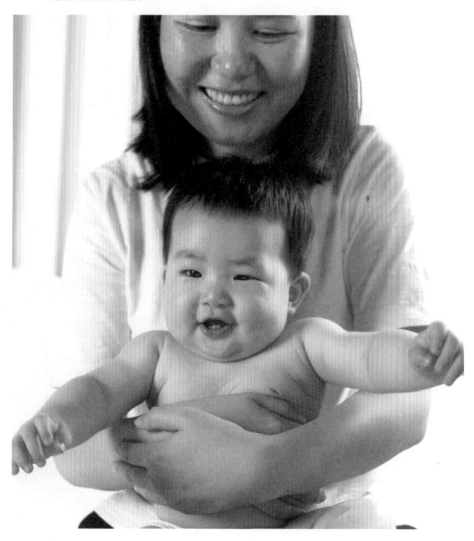

扫码观看"足底按摩"视频

（密码：12345）

爱可揉足底按摩

一直以来，足疗在国内都是广受欢迎的保健养生疗法。我们的足底满布神经末梢，与大脑紧密相连，而且按中医理论来说，脚下有五脏六腑的投影，连接人体脏腑的12条经脉。所以刺激相应的足底反射区，能够疏通经络，保证气血充盈，调节和恢复人体的脏腑功能。

用"随处揉"刺激脚底不同的反射区，能促进宝宝身体与神经系统的发育，不仅能加强肌肉运动的力量，防治扁平足，同时开发小儿智力，更可提高机体免疫功能，使宝宝健康成长。

下图显示了宝宝的足底六个反射区，每个区对应身体的不同部分，脚趾对应头部，脚跟对应身体的下部。例如，宝宝出牙了，你可以延长脚趾区域的刺激时间；假如宝宝鼻炎或感冒鼻塞流涕，那么你可以多揉揉趾腹部位，舒缓症状；宝宝腹胀气的活，脚掌对应下腹的部位就应该多加刺激了。但总的来说，足底反射区可以作为日常保健之用，你不用拘泥是否按错区域，本着平衡脏腑的目标，按我下面所列的手法来试试吧。

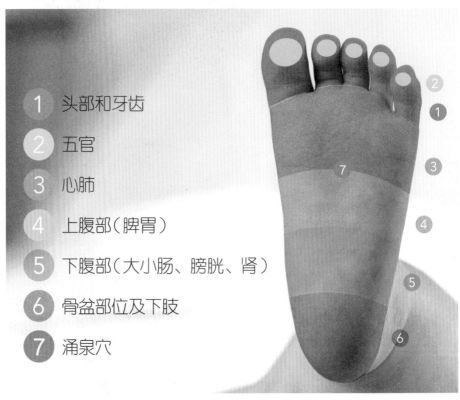

1. 头部和牙齿
2. 五官
3. 心肺
4. 上腹部（脾胃）
5. 下腹部（大小肠、膀胱、肾）
6. 骨盆部位及下肢
7. 涌泉穴

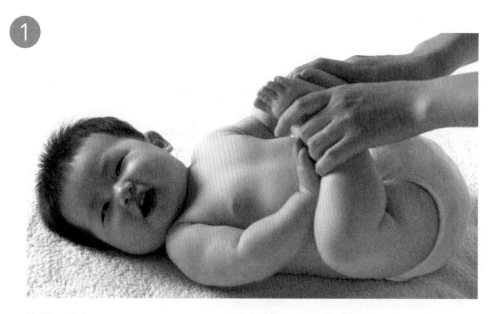

①

位置：足底。
操作：双手握住宝宝双脚踝，以轻柔的力度、不快不慢的节奏，拍击和摩擦宝宝的脚底。
时间：1分钟。
功效：刺激脚底所有反射区。

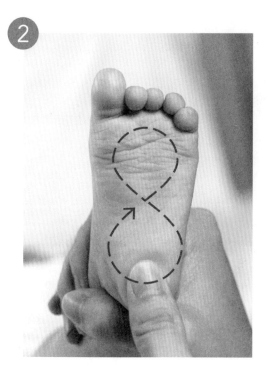

②

位置：足底。
操作：一手轻轻固定宝宝脚踝，另一手的拇指在宝宝脚底画"8"字。
时间：每只脚30秒。
功效：调理呼吸、消化和排泄系统。

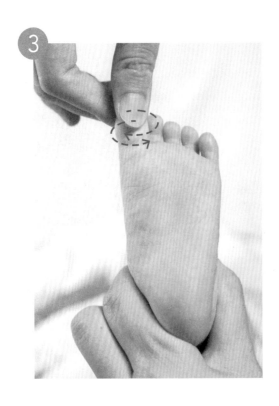

位置：趾腹。
操作：用拇指和食指轻捏每个脚趾，然后轻轻揉按脚趾的趾腹。
时间：每只脚30秒。
功效：促进脑部发育，舒缓出牙、鼻塞流涕等症状。

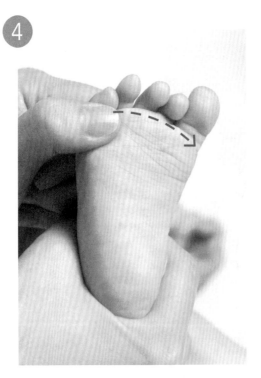

位置：脚趾的根部。
操作：以拇指行推法，从小趾推向蹬趾。
时间：每只脚30秒。
功效：促进脑部发育，舒缓鼻塞、牙痛等头脸部不适。

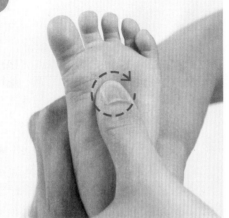

位置：涌泉（足掌心前1/3与后2/3的交界，当脚趾往下蜷曲时足底出现的凹陷处）。
操作：用拇指行揉法。
时间：每只脚30秒。
功效：涌泉是肾经要穴，常按可滋阴补肾，促进生长发育，兼有安神效果。

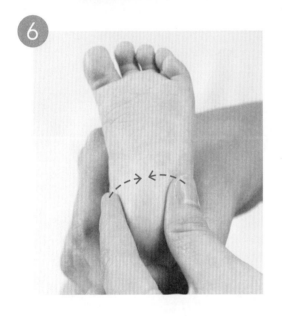

位置：脚跟。
操作：轻柔地以拇指和食指行捏法。
时间：每只脚30秒。
功效：调理排泄系统，刺激运动系统。

建议配合"足底按摩"儿歌

One little two little three little piggies
Four little five little six little piggies
Seven little eight little nine little piggies
Ten little piggy toes

一小只两小只三小只小肥猪
四小只五小只六小只小肥猪
七小只八小只九小只小肥猪
十只肥肥脚趾头

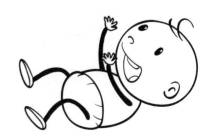

扫码观看"手指舞"视频
（密码：12345）

爱可揉手指舞

　　古代小儿推拿专家经过多年临床实战总结的经验，提出了"小儿百脉，汇于两掌"的理论，解释说气血运行受血脉约束调节，故此推拿双掌，就能透过百脉调和气血，防治疾病。一般你可以推拿双掌，又或者只推其中一只手，左右均可，并无差别。

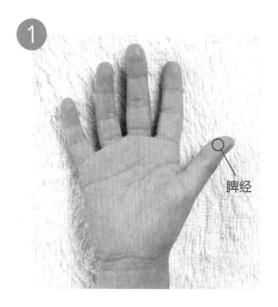

脾经

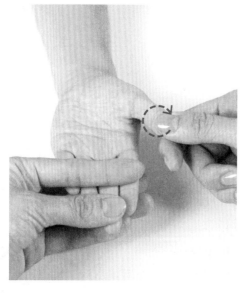

补脾经

位置：拇指末节螺纹面。
操作：用拇指以顺时针方向，使用旋推法。
时间：1分钟。
功效：促进脾胃运化机能，增强食欲及营养吸收。

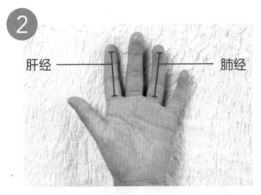

② 肝经 ———— ———— 肺经

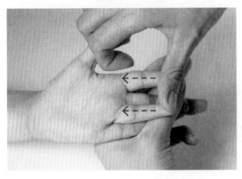

平肝清肺

位置：掌侧，肝经在食指，肺经在无名指。
操作：用拇指同时行推法，从宝宝手指指尖推向指根。
时间：1分钟。
功效：调畅气机，息风止痉，防治夜啼、多动、磨牙。

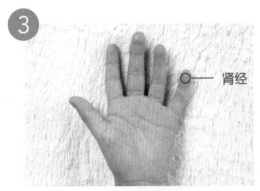

③ ⊙——— 肾经

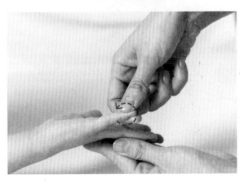

补肾经

位置：小指螺纹面。
操作：用拇指以顺时针方向，使用旋推法。
时间：1分钟。
功效：调和阴阳，促进发育，聪明耳目，防治遗尿久泻。

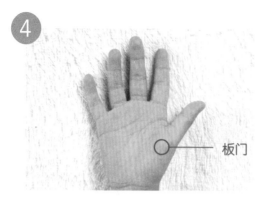

④

板门

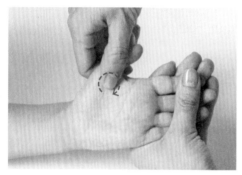

揉板门

位置：手掌大鱼际平面的中点。
操作：用拇指行揉法。
时间：1分钟。
功效：清胃降逆，增进食欲，防治呕吐、嗳气、腹胀、积滞。

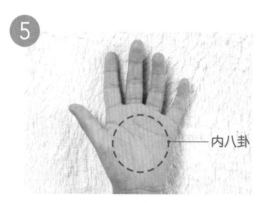

⑤

内八卦

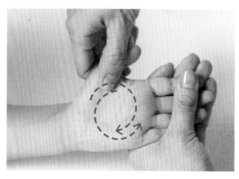

运内八卦

位置：以手掌中心为圆心，圆心至中指跟距离2/3为半径之圆周。
操作：以拇指行运法，顺时针和逆时针方向交替进行。
时间：1分钟。
功效：化痰平喘，理气和中，防治呕吐、腹胀、厌食。

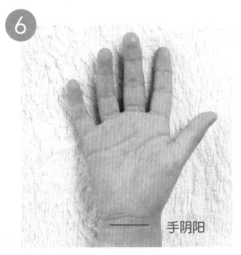
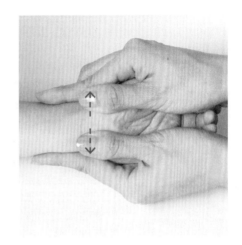

手阴阳

分推手阴阳

位置：掌侧腕横纹，从桡侧到尺侧成一直线。
操作：用两手拇指从宝宝腕横纹中点向两旁行分推法。
时间：1分钟。
功效：平衡阴阳，祛寒散热，消食导滞。

 建議配合"手指舞"兒歌

One, two, three, four, five,
Once I caught a fish alive.
Six, seven, eight, nine, ten,
Then I let it go again.
Why did you let it go?
Because it bit my finger so.
Which finger did it bite?
This little finger on the right.

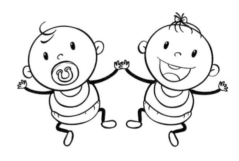

一二三四五，鱼儿在我手跳舞
六七还有八九十，鱼跳河里我真糊涂
为啥把鱼放走？因为他咬我手指头
他咬哪个手指头？是我右手的小指头

参考文献

［1］施茵，吴焕淦足三里穴在免疫功能调节中的应用现代中医药，2003：3（3）：3～6.
［2］陈良良，李安生，陶建宁，等.足三里穴位免疫疗法防治过敏性哮喘临床及实验研究.中国中西医结合杂志，1996，16（12）：709～712.
［3］王金爱，张德辉.针刺足三里治疗婴幼儿泄泻228例.医学信息，1995，8（9）.
［4］庞军，傅剑萍，王雄将，等.小儿反复呼吸道感染推拿处方的用穴规律探析.环球中医药，2017，10（2）.
［5］Jordon Rosenfeld,10 Amazing Facts about the Infant Brain. http://mentalfloss.com/article/70105/10-amazing-facts-about-infant-brain.

了解宝宝生长发育的里程碑

爱可揉是你和宝宝一起探索生长发育的奇妙旅程的助力，每一次当你双手触宝宝的身体时，只要细心去留意，你就可以发现宝宝正在一点一点地长大，在进步，以下是0~3岁宝宝发育里程简表，当你更了解宝宝每个阶段的能力进展，推拿时就会更具信心。

<table>
<tr><th></th><th>生理变化</th><th>精细和大运动能力</th><th>感官与学习能力</th><th>沟通能力</th></tr>
<tr>
<td rowspan="2">0至12周</td>
<td>前囟（在头顶部柔软的，能看到搏动的凹陷处）出生后约18周闭合。在头顶后部的后囟，一般出生时面积就很小，到12周时应完全闭合</td>
<td>初生时颈部肌肉松软无力，基本无法控制头部。到12周，俯卧时能抬头，可用双手撑起上半身。抱坐时头稳定</td>
<td>初生时视力范围20~25cm，由于大脑还未能处理视觉讯息，宝宝看到的所有东西都是模模糊糊的。到12周，聚焦能力增强，视线也能跟随物件移动</td>
<td>出生时反射地哭，一般用哭声来表达需求和感觉。初生儿泪腺发育尚未完善，哭时可能不会流泪。通常约6周开始会用脸部表情和肢体语言来表达情感</td>
</tr>
<tr>
<td>皮肤柔软、泛红、有皱纹。不少幼儿在臀部有灰蓝色的胎记，会随着年龄消退</td>
<td>原始神经反射存在，但随神经系统逐渐成熟而慢慢消失</td>
<td>宝宝出生时听觉已很灵敏。到12周时会转头主动寻找声源</td>
<td>1~2个月开始发出例如a、o、i等一些元音</td>
</tr>
<tr>
<td rowspan="2">4至6个月</td>
<td>身体循环系统逐渐发育，但体温调节功能仍然较差</td>
<td>头部能稳定地做自我支撑，并转动自如。部分宝宝能在床上自己翻身</td>
<td>可较长时间注视物件，随着头部转动，能达到180度视野</td>
<td>6个月开始能发出"爸""妈""达"等唇音并重复音节</td>
</tr>
<tr>
<td>约从5个月开始出下门牙，这时多会常常流口水</td>
<td>背靠着能坐，部分宝宝能独立坐一会儿</td>
<td>开始用手去触碰物件，以触觉探索这世界</td>
<td>对父母亲的声音特别敏感，懂得交流，常发笑声</td>
</tr>
</table>

第四章

	生理变化	精细和大运动能力	感官与学习能力	沟通能力
7至9个月	8个月应该已长出2～4只牙	开始以腹部支撑匍匐地爬	9个月时视力已达3m，也有物体远近和空间感	喊宝宝名字他会懂得反应
	出牙后脸型会改变	用拇指与食指指尖拿住物件	能专注地自己和自己玩耍	进入牙牙学语高峰期，会模仿大人发音
10至12个月	身体比例有所改变，体形不再浑圆而变得较为修长	部分宝宝到12个月时能够独立行走	能注视着快速移动的物件	能听懂有意义的单词，如"坐下""来这里""给"等，懂得用简单词语表达自己的想法，知道各种物件皆有名称
	咀嚼能力增强，一般为断乳合适时期	下肢协调能力较好，能独自稳坐，坐下时不会急速跌坐	认得以前听过的儿歌	会亲吻，挥手再见，拍手
	在上下齿槽长出乳磨牙，如果12个月尚未出牙为异常	会故意让手握的物件掉在地上，以吸引大人注意	喜欢肚皮或腋窝被挠，然后咯吱地笑	模仿父母亲的表情，手势，发声。喜欢重复别人的动作
13至18个月	随着头部生长速度减慢，腿部和躯干生长速度加快，身体脂肪比例持续下降，体形开始显得较高和瘦	能拿着勺子进食	能判断距离，看到图画里的细节	掌握大概40个单词
	到18个月时长出12～14只乳齿	约15个月时能自己走路，18个月会快步走	慢慢认得镜子里的自己	喜欢和其他小朋友玩耍
	1岁时大脑重量约等于成年人的2/3	能蹲下拿取地上的玩具	开始有想象力，喜欢听故事	遇到挫败会发脾气

	生理变化	精细和大运动能力	感官与学习能力	沟通能力
19至24个月	宝宝两岁前，肚子仍是圆嘟嘟，足底扁平	能急行，快跑甚至攀爬	对高频声音的反应比较敏感，低频音听力仍在发育中，所以喜欢听声调较高而不尖锐的声音	语言能力迅速发展，开始说短句子
	24个月时头围达48cm，增长速度减慢，之后直到青春期只会再增长6~7cm	眼睛和双手有良好的协调，能做较复杂的动作，例如扭动门柄开门、叠积木等	对远近、前后、左右等立体空间有更多认识，逻辑思维开始建立，能理解简单的因果关系，例如动手打其他小伙伴会被妈妈批评	会主动逗人说话，甚至触摸陌生人
	头部生长速率减慢，但神经元发育加速	会拿起颜色笔涂鸦	记忆力和专注力有所增强，能记起一周前发生的事情	喜欢参加社交聚会，与其他宝宝一起时开始学习分享
2至2岁半	20只乳齿全部出齐	能双脚离地跳起	自我意识增强，知道自己的性别	掌握更多单词，对新的词汇保持浓厚兴趣，喜欢与人对话
	小肚子缩小，体形比之前更修长	身体协调能力增强，能走楼梯	开始能辨别颜色	能按指示完成简单的任务，例如把玩具放进盒子内
	前囟完全闭合	小肌肉运动能力增强、看图画书时能翻页、自己洗手、开始学习自己穿袜子和鞋	充满想象力和创造力，玩耍时喜欢自己编造故事	充满好奇心，喜爱提问

	生理变化	精细和大运动能力	感官与学习能力	沟通能力
2.5至3岁	骨骼还未完全钙化，还处于软骨阶段，下肢长骨快速生长	双脚能学习踩着踏板骑车	专注力增强，能较为集中精神玩静态游戏	能唱几首自己喜欢的儿歌
	脸型和身形变得修长，更像一个幼童	自己学穿衣服	思维能力有所增强，能从一数到五，能认字和说出不同颜色的名字	词汇迅速扩展，开始使用连接词来说更长的句子
	足弓慢慢形成	身体平衡力良好，可单脚站立	开始能说理，做错事时，能理解父母的训诫	非常喜欢与人交谈

原始神经反射行为有哪些?

1.吸吮反射：把手指放进小宝宝口中，不需要经过教导，宝宝就会自动去含住东西并有规律地吸吮。你可能在做超声波检查时见过他吮着手指做这个动作。

2.寻乳反射：当你用手指抚摸宝宝的脸颊时，他会转向抚摸的这一侧并张开嘴。宝宝来到世界的一个重要本能是觅食，寻乳反射就是为了使其容易获食，此行为一般会在宝宝能注视物件后慢慢消失。

3.惊跳反射：又称为莫罗氏反射，当宝宝听到大声响，或我们突然改变其姿势时，其四肢及手指会伸直并向外张开，然后两手向胸前屈曲内收，该动作的目的是自我保护。惊跳反射大概在宝宝3~6个月龄时消失。

4.踏步反射：竖着抱起宝宝，身体轻微前倾，让脚接触地板时，他会做出迈步前行的动作。这一反射在宝宝出生后不久即出现，6~10周后逐渐消失。

5.握持反射：当有东西触及宝宝手心时，他会马上将其握紧不放，抓握的力量之大，足以承受宝宝的体重。该反射一般在出生后3个月时消失，以自主抓握取代。

6.巴宾斯基反射：轻划宝宝的脚底，其大姆趾会向上翘起，其余四趾呈扇形张开。这个反射约在宝宝2岁以后消失。

认识宝宝的皮肤

新生儿的皮肤结构与成人基本相同，由表皮、真皮和皮下组织构成，但要经过3年左右的时间，皮肤才能发育成熟。宝宝皮肤薄，摸上去手感很软很糯，可是表皮与真皮之间联系不紧密，很容易脱落，轻轻一划便可能破皮，让妈妈心疼不已。推拿抚触是在宝宝皮肤上操作的天然疗法，妈妈们必须正确认识宝宝皮肤的五个特点和护理方法，以便更好地掌握推拿要领，让自己信心满满！

1. 容易吸收外物

出生宝宝的表皮是单层细胞，皮肤仅有成人的十分之一厚，而且角质层不完善，细胞与细胞之间的间隙大，外界的东西很容易经皮肤进入体内，故此局部用药经皮吸收率远远高于成人。同时，对过敏物质或毒性物质的反应也强烈得多。所以应该小心选择推拿介质或洗护产品，从少剂量开始或施行推拿前先测试宝宝是否有过敏情况，也尽量以天然有机物质为主。

2. 体温调节能力弱

宝宝的汗腺与血液循环系统仍在发育中，体温调节功能远比成人差，周边温度改变时，宝宝体温也会随之升高或降低。妈妈都知道不应让宝宝穿过少的衣服，却忽略了宝宝体温也很容易随外界炎热气候而升高，有时大热天也让宝宝穿着厚裤子。其实，适中最重要。除了衣物，还要注意被褥厚薄，夏天出汗要赶紧用柔软的干毛巾轻轻拭干，冬天也不应包裹得太严实。推拿时注意室内温度，以24～26℃为佳。

3. 色素层单薄

宝宝白白嫩嫩，因为黑色素生成很少，色素层比较薄，所以容易被阳光中的紫外线灼伤，损害宝宝肌肤的天然组织，所以切记不能过度暴露在阳光下。但凡事都有正反两面，适当的晒晒太阳，能够促使身体产生维生素D，帮助身体摄取和吸收钙、磷，使骨骼健壮结实，对婴儿软骨病、佝偻病也有预防作用。我很鼓励妈妈在做完"棒棒骨"推拿组合后带宝宝去晒30分钟的太阳，只要避免暴晒，同时适量涂抹好婴儿专用的防晒剂即可。

4. 抵抗力弱

宝宝皮肤较薄，自身的免疫系统尚未成形，抵抗力较弱，容易受伤、感染、产生过敏，出现红斑、丘疹、水疱等情况；而且宝宝呼吸速率比成人快，排出的二氧化碳和水分也较多，皮肤特别容易干燥、瘙痒、脱皮。妈妈最需要注意的是为宝宝做好保

第
五
章

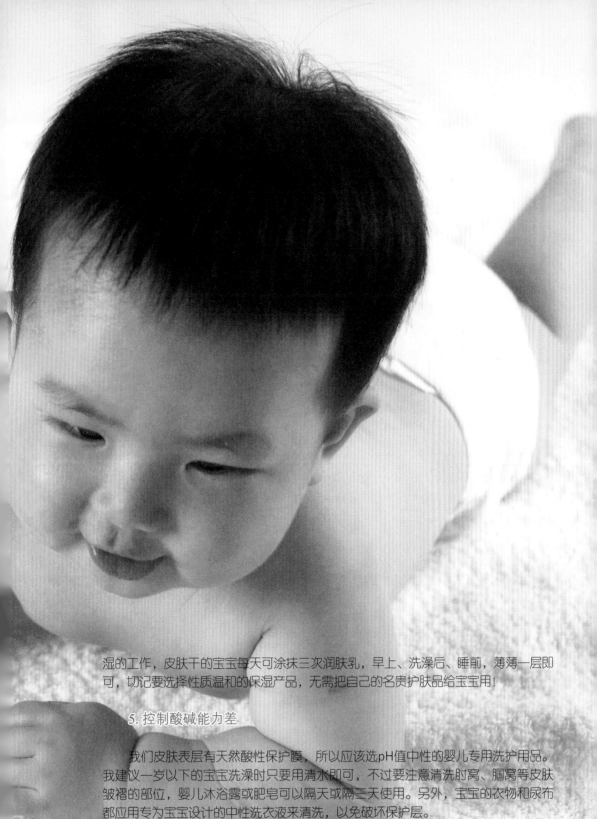

湿的工作，皮肤干的宝宝每天可涂抹三次润肤乳，早上、洗澡后、睡前，薄薄一层即可，切记要选择性质温和的保湿产品，无需把自己的名贵护肤品给宝宝用！

5. 控制酸碱能力差

我们皮肤表层有天然酸性保护膜，所以应该选pH值中性的婴儿专用洗护用品。我建议一岁以下的宝宝洗澡时只要用清水即可，不过要注意清洗肘窝、腘窝等皮肤皱褶的部位，婴儿沐浴露或肥皂可以隔天或隔三天使用。另外，宝宝的衣物和尿布都应用专为宝宝设计的中性洗衣液来清洗，以免破坏保护层。

要感谢的人很多，而且每一位在我心里的分量都如山重。

排名不分先后，我依时间线来逐一感谢。

2008年，我跟儿子和老公说我想去念中医，他们说了一句"好的"，两个字却足可让我感激一辈子。

可是，我的申请被北京中医药大学拒之门外，因为我超龄了。

2009年，我再次申请，再次被拒。好友们纷纷鼓励我不要放弃，当中比我自己更相信我的人，包括了当时我在职广告公司的老板Richard Thomas、当时Wrigley中国区市场总监Clarence Mak、大班西饼客户Garic Kwok、良师益友Barbara So和杜楚薇医生、儿时好友Silence Leung，还有闺蜜Vivian Gu，以及对我指点有加的中华中医药学会副秘书长孙永章主任等。感谢大家的支持和为我写了无数推荐函，保证我会认真学习，将来为中医事业竭尽所能。终于在第三次申请时，我奇迹般地突破了年龄限制，获得了一个试读的机会。

2010~2016年，在学校学习和在医院实习期间，我要感谢对我中医理论和临床实践都影响深远的老师们：谷晓红、李宇航、夏淑文、葛富培、马一兵、曹洋，还有对我关照有加的台港澳学院院长和老师：牛欣、郎碧澄、纪缓。其中，我要特别感谢我的指导老师，北京中医药大学针灸推拿学院副院长李志刚，以及海派儿科推拿始创人金义成教授和上海岳阳医院小儿推拿科副主任陈志伟，是他们三位让我接受磨炼，成就了我在小儿推拿方面的见识和技术，更让我深深地爱上了这种奇妙、安全、有效的天然疗法。

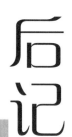

此外更要感谢"朱氏一指禅推拿疗法"代表性传承人朱鼎成先生为我作序，实在让我深感荣幸。

2017年，我把自己临床所学的小儿推拿与西方的婴儿抚触相结合，其理论与实践内容以中英文编写并推广到全世界。我得到了最优秀的策划、设计、摄影、宣传与编辑的帮助，我要感谢：封面及图文设计Aok Yuen、摄影师李维、策略Milo Chau、刘欣、中文指导Yvonne Ye、英文指导Rosanna Hon、视频制作十二时慢的曾强和Zoey、插画Dennis Ou，儿歌制作William Huen、周一阳、Kevin Low，还有Oscar Leung、曾伊依和书中各位义务充当模特儿的宝宝和宝妈宝爸们，是你们让本书更可爱，使学习过程更生动。

将来，还要感谢各位读者和运用书中小儿推拿技巧的妈妈们，让虎妈的温揉，化成强大的治疗力量，让每一个孩子们都能够健康快乐的成长。

李少蕙
2017年11月中旬